美人的素养

云云 —————— 著

重庆出版集团 重庆出版社

图书在版编目（CIP）数据

美人的素养 / 云云著. — 重庆 : 重庆出版社,
2023.9
　　ISBN 978-7-229-17755-3

　　Ⅰ.①美… Ⅱ.①云… Ⅲ.①抗衰老—普及读物
Ⅳ.①R339.34-49

　　中国国家版本馆CIP数据核字（2023）第121111号

美人的素养
MEIREN DE SUYANG
云云 著

出　品：华章同人
出版监制：徐宪江　连　果
责任编辑：朱　姝　王晓芹
特约编辑：史青苗
营销编辑：刘晓艳
责任校对：冉炜赟
责任印制：梁善池
装帧设计：正西设计
插画绘制：焦　子　曾子言　羊仔耶

重庆出版集团
重庆出版社　出版

（重庆市南岸区南滨路162号1幢）
北京博海升彩色印刷有限公司　印刷
重庆出版集团图书发行有限公司　发行
邮购电话：010-85869375
全国新华书店经销

开本：880mm×1230mm　1/32　印张：7.625　字数：153千
2023年9月第1版　2025年5月第2次印刷
定价：52.00元

如有印装质量问题，请致电023-61520678

序

什么是静心和养面？

时常有人问我：中年女性要不要做医美？

我认为可以做，但要少而精，有节制地选择适合自己的项目。医美只是辅助手段，还是不如日常保养重要，如果你过度依赖医美，不仅是皮肤，整体状态都会变得紧绷，整个人会像打了鸡血一般，虽然皮肤很紧致，但并不是真的美。

在我看来，所谓美，是你善待自己、保护自己的平静而良好的状态，给自己建立一道屏障，不让负面的事物消耗你柔和、淡然的气质；是身体内在与外在的阴阳平衡、和谐统一。

基于此，我在 40 岁后找到了一套适合自己的抗衰理论——静心和养面。

我曾在《管子·心术》中看到过一句话，大意是：心在人体，处于君的地位。

也就是说，倘若心在正道，我们的五官就能呈现出和谐的美态。心术的正与不正，在于你的心能否管住你的五官。反过来，如果你的心受到外界的支配和诱惑，任由外物来控制你的五官，就会生成不好、不美的面相。

我认为，18 岁之前的面容是父母给的，18 岁之后的面容是自己养出来的。这就是为什么有些人年轻时很好看，但上了年纪后凋谢得很快；而另一些人年轻时看起来相貌平平，到了中老年时期反而像珍珠一样润泽优雅。

那什么是养面呢？

养面是结合了修身、养生、养性，并经过时光淘洗后的呈现，毕竟人生的一切因缘际遇都写在脸上。

我从少女时期开始，就固执地认为"相由心生"，想努力突破自己的颜值上限。选择"静心养面"，是因为 40 岁之后我的审美有了革新，不再追求所谓年轻态、少女感，而且，我从一些国学老师、中医、古琴老师的面相上得到了启发——当你的修为足够深厚时，你的面相也会日趋柔和，变得清贵而舒展，会有一种自然美，皮肤看起来具备润泽感，整个人都呈现一种温润如玉的状态，这不是只靠化妆品和医美就能做到的。

这种空灵的美，击中了我的心。这种美以内养外，厚积薄发，端庄而大气。我突然找到了中年之后可以提升的空间和前进的方向，很是欣慰。

在我创建的养生群里，有人说，孩子会因为脾胃虚弱而长不高、头发少、气色不好，其实大人何尝不是这样呢？一个人面色发黄、皮肤暗沉、长期有黑眼圈，那么，不是他肝功能不好，就是脾胃虚弱。这些问题能靠医美和化妆加以掩饰吗？显然是不可能的。

脾胃中医五行属土，而早餐是健脾开胃最重要的一环。吃好早餐、吃对早餐非常重要。从养生的角度来说，养生就是养生机，让人生生不息。当你的身体处于生生不息的状态中，皮肤自然会像根系健壮、养分充足的花朵一样，看起来亮丽、饱满。

道家的养生文化把人体分成了三个部分：精、气、神。

精，指的是我们维持生命的基本物质，可以分为先天之精与后天之精。先天之精来自父母的遗传，后天之精则是我们吃进去的食物所养出的精华，它们被储存在肾里，被称为肾精。当人体中的"精"充足时，就会转化为"气"。

气，是我们让生命的各个系统正常运作的能量，相当于汽车的燃油。在精与气都充足的情况下，它们会被转化为"神"。

神，是精气充足的外在表现，也就是我们形容的神采奕奕、神清气爽的状态。

在中医里，人健康的标准是精、气、神三者皆具。一个人的状态越好，其"神"就越充沛、越富足。

人到中年的我找到了最适合自己的养生美学，就是要做一个精、气、神充足的女子，用身心合一的方式改善面容。

我将把我所有的心得体悟倾注于本书当中，希望能让你在阅读之后有所获益。

目录

养面 第一部分

▶ 皮肤

皮肤是身体状态的显示器，你的脸上不可能无缘无故地出现痘痘和黄褐斑，如果不调整饮食习惯和生活作息，用什么方法护肤都没用。

面容

养面是一个接受时光洗礼的过程，让我们有机会通过后天的修为重塑面容。养面相，具体而言就是在食、色、睡上多下功夫。

第二部分 静心

引
语

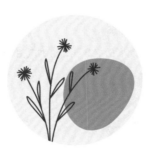

那些让我突破颜值上限的小习惯

长相平凡的我，在养生方面是一名"马拉松"式的耐力型选手，虽然天资有限，但我相信在自己熟悉的"小天地"里做到最好，就可以突破颜值上限。

以下就是几个我长期坚持的习惯，它们确实改变了我的形象。

✿ 早上 7：30 起，晚上 10：30 睡

长期坚持早睡早起的好习惯，我们的皮肤和面相就会发生变化。道家有云："道法自然，法于阴阳。"所以我们要"日出而作，日落而息"，顺应天地四季的变化来调养自己的身体。

✿ 早起一杯温开水

早上起床后先喝一杯温开水，要小口喝、慢慢咽。给身体补充水分，降低血液的黏稠度，促进肠胃蠕动，加速新陈代谢，帮助排便。

✿ 饮食清淡

适当补充蛋白质。早餐食用黑芝麻、黑豆浆等补充谷物蛋白，吃富含纤维的蔬菜，少吃或不吃重口味的消夜。我从小就不长痘，脸和头发也不会太油，毛孔较为细腻。这都是健康的饮食习惯养出来的。

✿ 好水养出好气色

无论是饮用还是洗脸，都应该用经过净化的水，品质好的水才能养出健康的好气色。

✿ 适当散步

只要有阳光，我每天都会利用早餐后或中午休息的时间健走约 4 公里。我不推荐剧烈的运动，尤其是晚上，因为晚间要养身体的阴气，如果太过兴奋，元神无法回归，会让人心神不宁，而且会受寒，使得阴虚火旺，从而导致入睡困难。

进食八分饱为宜，长期吃得太饱会使脾胃变得虚弱，进而让脸色发黄，还会让人看起来精神疲惫，并且皮肤也会出现水肿，面相就会显老。

✿ 控碳水、控升糖

我的家族有糖尿病遗传史，所以我日常生活中一直坚持"糖尿病患者饮食法"。完全戒掉碳水和糖并不现实，因为所有食物里或多或少都含有碳水和糖分，但可以适当研究食物的升糖指数，减少升糖指数高的食物摄入量。

当下流行控糖饮食，这样做确实有一定的道理，糖分会破坏胶原蛋白的生成，加速人的衰老。一个人每天的糖分摄入量不应该超过 50 克，一碗白米饭含有 26 克的糖，而日常食用的水果、酱料、零食、饮料也隐含不少糖分。

高碳水、高糖分最易让人形成痰湿体质，很容易损害面相，使皮肤容易出油、毛孔粗大，还会诱发痘痘、黑头、粉刺等皮肤问题，让人的脸看起来不干净。

✿　重视食用油

很多中国人的饮食口味偏重，做菜习惯重油，建议平时可以使用菜籽油、橄榄油、茶油，这三种油的单不饱和脂肪酸含量较高，可以延缓衰老、降血脂。

✿　睡前泡脚

睡前泡脚有助于睡眠。有很多方子可以在泡脚时使用，它们功效各异，有化解肝气郁结的，有改善痰湿、湿热体质的，有补阳气的，还有活血化瘀的……你可以根据自己的身体状态自行选择。

所谓养生，其实就是养成良好的生活习惯和饮食习惯，长期坚持以上 10 个养生小习惯，你的皮肤会慢慢变好，面相会随之改变，颜值自然而然也会得到提升。

我眼中的变美顺序

几乎所有女人都爱美，但很多人并不知道怎样让自己有效变美。在我看来，在任何年纪意识到美的重要性都来得及。如果还没有形成属于自己的稳定的审美观，或者不知道该用什么方法建立自己的审美体系，也不知道该从哪儿入手才能变美，不妨遵循以下顺序，让自己一步步变得更美、更自信。

✿　提高审美素养

美学、文学、艺术、设计、时尚都是相通的，你可以多关注这些领域。在日常生活中，多逛美术馆、艺术馆、时装店等，多阅读图书、看艺术品，多学相关领域的知识，都能有效提高审美素养。

✿　减肥瘦身

减肥瘦身是能够快速变美的方法。

每个胖子都可能是潜力股。

不要听信家人朋友所说的"胖也没什么大不了的"等安慰之辞，其实他们也不希望你身材臃肿，只是害怕说实话会伤了你的心。

✿　**拥有良好的体态**

优美的体态，显得人落落大方。

难看的体态，显得人小家子相。

✿　**护理皮肤**

每个人小时候的皮肤状态都很好，长大后皮肤状态日益变差，大多是生活习惯不好导致的。

✿　**懂得穿搭**

人的精神面貌，三分靠长相，七分靠打扮。

✿　**保养头发**

头发是可再生资源，通过积极呵护、有效保养能重获一头青丝。柔顺浓密的头发能给人的形象加分，而干枯、发质较差的头发则会让人的形象大打折扣。

✿ **长期美白**

皮肤白皙会让整个人显得干净、有气质。

✿ **培养内涵和气质**

我把内涵和气质放在最后，不是它们不重要，而是因为靠短期的努力想改善这两个方面实在太难。提升内涵和气质没有捷径，需要长期累积。但是，只要我们能把前面的几个方面做好，内涵和气质自然而然就会得到不同程度的提升。

综上，变美需要长期坚持，在日常生活中践行。

而且，美好的外在，能让你更加自信从容，甚至能让你获得更多的机会。任何时候意识到这一点都不晚，你依然有机会给自己的人生增添筹码，提升自己的幸福感。

努力修行，成为"阴阳和平之人"

我研习静心养面已有 4 年，这 4 年里，我从研究睡眠、读书、做小事、建立正向循环等方面入手，发现自己的面容、皮肤、状态、气质、心态，甚至声音和语速都变了很多。内心变得更加从容，情绪更加积极，思考问题更加全面，做事也越发冷静和坚定，与此同时，我与父母、家人、朋友的关系都更融洽了，所获得的机会也比以前多了。我努力修行，正是为了成为"阴阳和平之人"。

《黄帝内经》里说："阴阳和平之人，居处安静，无为惧惧，无为欣欣，婉然从物，或与不争，与时变化，尊则谦谦，谭而不治，是谓至治。"

在我看来，这段话是说，阴阳平衡的人，无论身处什么环境，内心都是平和宁静的，情绪稳定，始终处于一种和谐的氛围中，没有过于锋利的棱角，柔和温婉，与人相处时少有争锋，多为合作。且行事并非一成不变，而是积极地顺应时下的环境，找到让自己最舒服的状态。即使处于上位，被人敬仰、夸赞、尊重时，仍然表现得很谦虚，不因为别人的吹捧而变得狂妄，也不因为别人的贬低而变得自卑。与人相处时，秉承君子之交淡如水的理念，不刻意说服或者改变他人，拥有一种让对方和自己都很舒服的智慧。

第一部分

养面

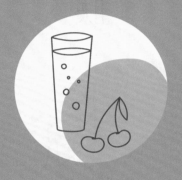

养面相，要在食、色、睡三个方面下功夫。
这三个方面做得好，人会显得越来越年轻，
做得不好则衰老得很快。

皮肤

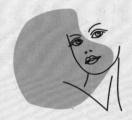

养出"暖暖的白"

我不是天生皮肤就偏白，在生完孩子年近四十时，我才逐渐把皮肤养得白皙，而且我的气色很好，看起来是一种"暖暖的白"。大多数女性或许都可以借鉴我的美白方法。

想要皮肤白、气色好，要做好这三点：丹田要暖，任脉要通，太冲脉要盛。

中年女性想要以内养外地养出白皙的皮肤，首先要让丹田足够暖。丹田就在肚脐到耻骨之间（俗称小肚子），这个部位也对应着女性的生殖系统。

给丹田保暖，除了不喝冷饮，常年喝温开水，以及多吃温补的食物之外，我还推荐大家用保暖带护腰。在一位老中医的建议下，我一年四季都使用保暖带护腰，它刚好能把腰腹部全都遮挡起来，而且质地柔软，戴起来也很舒适。我以前脾胃虚弱，容易拉肚子，还会痛经，坚持使用保暖带一段时间后，这些问题都得到了改善。

其次，要激活任脉和太冲脉，可以在神阙穴（肚脐的位置）和气海进行艾灸，懒人可以贴艾灸贴，总之就是要想办法让肚子暖起来。肚子暖了，睡眠也会变好。此外，可以每周找推拿师疏通太冲脉，或者自己在家进行按摩。长期坚持，你会发现，你的气色变好了，唇色也逐渐变得红润饱满。

《黄帝内经》里说："女子'五七，阳明脉衰，面始焦，发始堕'。"意思是，女性过了35岁后，容貌就开始走下坡路，脸色开始变黄变黑，还会开始脱发。这是因为35岁以后，女性的生殖系统开始衰老，雌性激素逐渐变少。所以，上了年纪后，女性想要皮肤白、面色好，守护我们的丹田，激活我们的任脉、太冲脉，是治标又治本的好方法，其次才是选择合适的护肤品。

大家可能会觉得，这样做太麻烦了，平时工作忙、家务多，还需要照顾孩子，根本没有时间做这些事，但如果你认为身体健康、美得自然这件事很重要，精力和生活安排得当，总是会有时间的。

我现在觉得，让自己的生活慢一些，精致考究一点，其实花不了多少钱，还能逐一解决健康问题。这是一件很美好也很有价值的事。

吃出好皮肤

清淡从容的气质和一饮一啄息息相关。饮食清，则面相清。

经常有"花粉"问我："我的皮肤和头发爱出油，毛孔粗大，但皮肤底层又很干，应该用什么护肤品？"其实护肤品治标不治本，如果想真正地解决问题，改善皮肤状态，还是要从饮食习惯入手。

你可以多吃水煮菜，少吃精米白面，改吃玉米、红薯、花生等粗粮，每一餐只吃八分饱，日常做菜时少放盐。坚持一段时间，你会发现身体里的津液增多，不易口渴，皮肤也会变得光滑细腻。

吃多了精米白面和甜食，人体便需要更努力地分泌胰岛素，这会让人容易口渴，体内津液无法留存，就容易出现底层皮肤干、毛孔粗大等问题。皮肤会分泌更多的油脂来保护自己，就会出现

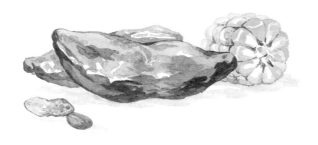

外油内干的情况。如果摄入的调味品较多、食用油的品质较差，你的脸就会更加没有光泽，皮肤变得粗糙、暗沉，人会出现"邋遢相"。

鉴于此，我想给大家推荐两类食材。

一是食用低钠盐。低钠盐是一种健康食盐，添加了氯化钾，味道比普通的盐要淡一些。适合追求健康、瘦身、养生的人，还有孕妇、中老年人，以及肾病、甲亢、高血压、心血管等疾病患者。现代人过度追求食物味道，口味也较重，饮食中的钠含量很高，钠摄入量过多会导致脸部浮肿，皮肤松弛。

低钠盐分含碘和不含碘两种，住在海边且经常吃海鲜的人，以及患甲亢的人，可以选择不含碘的低钠盐，其他人选含碘的

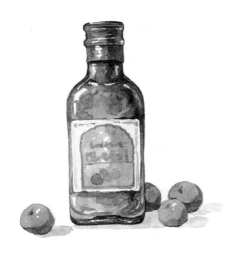

低钠盐即可。

二是食用单不饱和脂肪酸含量较高的油。我建议你日常选择葵花籽油、橄榄油、山茶油、菜籽油，也可以几种油轮换着吃。

美白护肤清单

我的皮肤很干，也不够白皙，而且是熟龄肌肤，但我在短短几年内将皮肤养出了珍珠般的光泽，哪怕平时不涂粉底，在人群中也很亮眼，我是怎么做到的呢？

因为我找到了有效的美白方法。

我一直在使用一款用中药配制的养肤素颜霜，它是一款美白面霜。

如果你是健康的肤质，即皮肤屏障没有受损，那么坚持使用养肤素颜霜1至2个月，面部暗沉和黄气就会减退，皮肤明显会变得亮白，但它也有缺点——油性皮肤的人用了会觉得油，而干性皮肤的人用了又会觉得干。因此，我建议你可以先把皮肤调整到水油平衡状态，再使用这款养肤素颜霜，以达到最好的效果。

可以把化妆水换成纯露。

长期使用浓稠的化妆水，皮肤会变得暗沉无光。由于我是干性皮肤，以前我喜欢用价格高昂、像乳液一般质地浓稠的化妆水，我以为这样会更保湿，其实这种想法是错的。我们的皮肤屏障就像一堵厚实的墙，如果护肤的第一步就使用浓稠的化妆水，会影响后续护肤品的吸收。而且长期使用含有增稠剂的护肤品，皮肤也会变得没有光泽。当我把化妆水换成无添加的纯露，并坚持使用一段时间后，我发现自己的皮肤透出了健康的光泽。我推荐干性皮肤的人使用檀香、茉莉、玫瑰纯露，皮肤敏感的人使用金银花纯露，脸上有斑的人可以使用当归、人参纯露，毛孔粗大、爱出油、容易长痘痘的人，可以使用艾草纯露。

皮肤表面越油，里面就越干，这时要补油，夏天可以使用水油混合精华，秋冬可以使用美容油。

白天，你可以使用纯露、光果甘草精华液和素颜霜，再刷一点蜜粉控油，简单给眉毛上个妆，涂一点唇釉，整个人的状态看起来就会很好；晚上则可以用纯露、传明酸、维C和素颜霜给肌肤美白。

还可以用美容油搭配面膜每周定期敷脸，并稍加按摩脸部，15分钟后用清水洗净，再进行日常的护肤程序。

或者使用浓度为2%的传明酸搭配补水面膜敷脸，15分钟后用清水洗净，每周做2至3次。这是我无意间发现的强效美白秘方，敷完后皮肤马上会变得亮白清透。

面部有黄褐斑的人，我不建议使用激光等医美手段，更推荐保守治疗，找出长黄褐斑的根源，通过养生、食疗、膏方等手段进行内调，这也是我目前发现的改善黄褐斑较为有效的方法。

坚持以上护肤流程两个月，相信你的皮肤状态一定会得到有效改善，会变得白嫩通透，日常连粉底液都不需要涂，能自信地展示自己的素颜美。

我的美白心得

我脸上的皮肤，无论是光泽度，还是白皙度，都比大多数同龄人要好一些。但我的皮肤并不是天生就白，全靠后天护理和保养，下面是我对皮肤美白的一些心得：

第一，坚持使用含有传明酸和维 C 成分的面膜、护肤品护理皮肤。

第二，坚持早睡早起，少熬夜，每天运动一小时。对皮肤来说，各类护肤品只能锦上添花，拥有好皮肤的关键在于养好身体的五脏六腑，养成良好的生活习惯。

第三，每天要吃适量的坚果和谷物，还可食用适量的杏仁粉、山药片，这些都能有效改变皮肤状态。

第四，静心、静气。心无旁骛，内心平和宁静，情绪稳定，很少会感到焦虑，这样的好心态也有利于身心健康。变美，同样不能急于求成，护肤是一个日益精进的过程，焦虑和急躁会导致内分泌失调，让皮肤状态变差。

身体美白有妙招

经常有"花粉"问我："朵朵妈，我的脸部皮肤已经很白嫩了，身体该如何美白呢？"确实，很多人可能已经把脸部皮肤保养得很好了，但身体皮肤缺水、长满皱纹、毛孔变得粗大，甚至出现"鸡皮肤"。每到夏天，有不少女孩因此而不敢穿漂亮、清凉的衣服。

除了做好防晒和进行运动，我们还可以通过食养、食疗来调理身体皮肤。

依据中医理论，肺主皮毛，皮是指皮肤，毛是指毛发。因此，护理皮肤关键在于养肺。杏仁是一种可以滋阴润肺的食材，也是天然的美白食品。杏仁含有杏仁多肽，能有效抑制酪氨酸酶，从而减少黑色素的生成。每天喝1至2杯杏仁粉冲泡的饮品，长期坚持，你会发现自己全身的皮肤都变得白皙通透。

杏仁粉可以搭配黑豆浆，还可以搭配酸奶食用。搭配酸奶时，

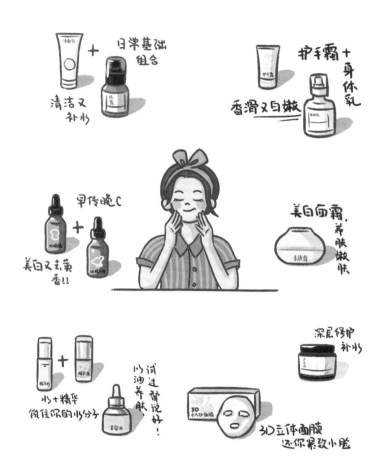

先准备 15 毫升温水，倒入适量酸奶，再加入两勺杏仁粉，搅拌均匀后即可食用。杏仁粉搭配酸奶口感润滑，能润肠通便。很多人不喜欢杏仁的味道，而酸奶正好可以中和杏仁的苦味。

此外，每次洗完澡后，可先用纯露给腿部肌肤补水，将维 C 精华和美白身体乳以 1 ∶ 3 的比例混合均匀，再涂抹到身体上，按摩到被肌肤吸收。坚持 10 天以上，你身上的皮肤就会变得滑嫩、亮白。

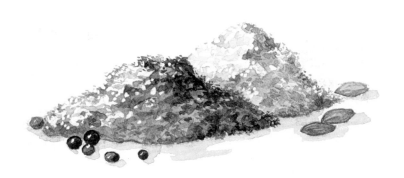

攻克黑头、粉刺，重获干净的脸

如果一个人的脸上常年出现黑头、粉刺，那一定是体质出了问题，单靠护肤品是解决不了的。

通常来说，脸上长黑头、粉刺、痤疮的女性，大部分雄性激素都是偏高的，或者是痰湿或湿热体质。

如果是雄性激素高引起的粉刺、痤疮，就需要避免胆固醇含量过高的食物，戒牛奶，戒生冷食物。如果身体阳气不足、寒气淤堵，还吃大量水果，痤疮更不易消除。和以前相比，现在的水果含糖量要高几十倍，并不适合大量食用。对脸上多黑头、粉刺的人来说，食用过多水果会让皮肤问题雪上加霜。如果是痰湿或湿热体质引起的粉刺、痤疮，每晚可以用温胆汤泡脚 20 分钟，平常多喝点黑豆浆，这样有助于排便和清理肠道，能有效排毒，改善痰湿湿热体质。

想要改善皮肤问题，还要做到口味清淡。吃得越清淡，口腔唾液分泌得就越多，五脏六腑就越会得到滋润，外在表现就是面部皮肤变得细嫩光滑，不容易长粉刺、痤疮。

在饮食上，还要适当减少精米、面食和甜食的摄入量，尽量用五谷杂粮代替。

我们平时吃的白米、白面都比较精细，在体内留存下来的多是碳水化合物。碳水化合物会糖化，进而会阻断胶原蛋白的产生，让皮肤提前衰老。吃完精细米面后，人体升糖会非常快，自动分泌更多胰岛素，并刺激卵巢分泌可能致痘的雄性激素，老化细胞堆积，进而阻塞毛孔，使肌肤对雄性激素更敏感。

在注意上述事项的基础上再使用护肤品，才是有效的。

我建议日常使用温和但能进行深层清洁的洁面乳，如火山泥洁面乳，并用艾草纯露等产品抑制油脂的分泌。

此外，每周可以使用两次浓度为 10% 的维 C 给面部按摩，软化并滋润角质层，让皮肤水油平衡，粉刺、黑头自然会变少。最后，对抗痘坑、痘印等皮肤问题，可以使用浓度为 3% 的传明酸搭配浓度为 10% 的维 C 精华。但是请注意，久治不愈的重度痤疮需要尽快就医，让专业医生帮你解决问题。

如何有效治疗黄褐斑？

以前，我的皮肤状态一直都比较稳定，不长斑，毛孔也很细腻。2020 年，我的脸上第一次出现了黄褐斑。当时，家人去世让我身心俱疲，极度焦虑，我的身体出现了很多问题，其中就包括脸部长黄褐斑。

黄褐斑是呈现在皮肤表象的问题，治疗黄褐斑首先需要找到病源，再由内而外地调理，护肤、养生、医美等缺一不可。我查了很多书和资料，综合了几位皮肤科医生和中医的建议，再加上从事美妆行业多年所积累的经验，经过大半年的调理，我的黄褐斑基本消除了。

　　接下来，我详细地讲一讲祛除黄褐斑的方法。

✿　找到黄褐斑的成因

　　黄褐斑又称"肝斑"，与肝气不舒密切相关。人身体中的血是靠气来推动的，肝气不舒、气机不畅，血液便难以流通，进而导致气滞血瘀。淤堵出现在胸部，就会出现乳腺疾病；淤堵出现在子宫，就会出现子宫肌瘤、卵巢囊肿等妇科病；淤堵出现在面部，就会出现黄褐斑。

　　女性面部长了黄褐斑，意味着你的身体内部可能出现了以下问题：

　　肝肾不足（脱发、白发、月经量少、牙齿早衰、气色不好）；

　　脾胃虚弱（营养难以吸收、贫血、湿气重）；

　　肝气不舒（暴躁易怒、失眠多梦、脾胃虚弱）；

　　瘀血阻滞（舌底青筋重、疲惫、痛经、皮肤和眼圈发黑）。

　　当时，我的身体陆续出现了以上所有症状，看过中医后，我了解到我的黄褐斑主要是肝气不舒、思虑过度、脾胃虚弱造成的中度贫血，以及精神压力造成的瘀血阻滞所致。

✿ 对症治疗

在了解自己长黄褐斑的根本原因后，我在生活习惯和治疗方案上做出了如下调整：

把早餐换成黑豆浆、黑芝麻（补肾）、杏仁粉（养肺）和山药（补脾胃），以黑豆浆为主，每天搭配不同的辅助性食材。

日常杜绝煎炸辛辣等口味偏重的食物，坚持用生黄芪加桂圆煮水喝，早晚各服用一勺玉灵膏补气血，并服用三七口服液化瘀血。坚持运动，比如饭后快步走，练习瑜伽，跳健身操等，以改善血液循环。

北京中医药大学中医诊断学博士罗大伦老师曾在他的书中提及，服用一段时间的三七粉能让人的面部气色快速变好，还能减少黄褐斑。但三七粉很难吃，我服用之后还会拉肚子，于是我把三七粉换成了三七口服液，效果更好。前期要用疏肝解郁的配方坚持泡脚，后期可换成桃红四物汤泡脚，祛斑效果很不错。与此同时，要保持心情舒畅。

我是因脾胃虚弱引起的缺铁性贫血，西医给我开了多糖铁复合物胶囊，中医给我开了中药和胡庆余堂的膏方——裨卫葆和鹿

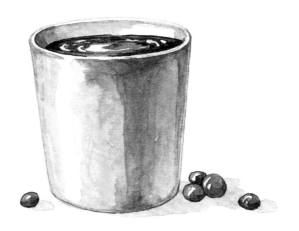

精蛹虫草膏，半年后再次验血时，我的贫血症状有所好转，体力和气色也明显比以前好很多。

还有一种关键的药物——皮肤科医生给我开了用于治疗黄褐斑的妥塞敏。月经量大导致我贫血，这个药很适合我，吃妥塞敏的第一个月，我的月经量就少了一些。

妥塞敏能快速消除黄褐斑，坚持服药 1 个月就见效了，但这种药不太适合月经量少的人，而且一定要在医生的指导下服用。其缺点是治标不治本，停药后症状容易复发。所以，还是要解决根源问题，这样才能真正祛除黄褐斑。

除了养生食疗、健康生活方式之外，日常防晒护肤也十分关键。

黄褐斑患者大部分都是干性敏感皮肤，皮肤屏障受损比较严重，所以防晒尤为重要。

针对血瘀型黄褐斑的调理方案

大部分患有妇科疾病的女性都是血瘀体质，脸上通常都会长黄褐斑。

俗话说"无瘀不成斑"，血瘀既是症状也是结果，它的直接诱因是血液流动得太慢，像一潭死水，进而滋生毒素，诱发病变。而血液流动慢，在中医看来，主要有两个原因：一个是痰湿，一个是气虚。

身体痰湿重，就像有东西在给血液减速，使其不能很好地流动。痰湿血瘀体质的人通常身材臃肿，容易犯困和疲倦，也容易出现血脂高、舌苔白腻等症状。这类人想要活血化瘀，要先除痰湿，所以要先用痰湿汤泡脚一周，再用桃红四物汤泡脚一周，隔周轮换。

另一种是气郁血滞引起的血瘀。血要靠气的推动运行全身，如果气运不畅，血液流通就会受阻，继而出现血瘀。气滞血瘀体质的人往往唇色青紫，皮下有红血丝，容易出现胃胀气。

这类人首先要行气和活血，还要喝生黄芪水或怀姜糖膏补气，用有活血化瘀功效的三七口服液清理血管和肠道。另外，还要用疏肝解郁的方子泡脚一周，再用桃红四物汤泡脚一周，隔周轮换。

与此同时，有这种体质的人需要艾灸三个穴位——关元、命门、肾俞，每周三次，每次5—10分钟。如果找不到人帮你艾灸，也可以使用艾灸盒给自己艾灸。

当然，在使用以上方法进行调理时，还要搭配合适的护肤品，并保持适当的运动和良好的睡眠，三四个月之后，你的血瘀体质和黄褐斑问题就会有所改善。

用医美辅助治疗黄褐斑

治疗黄褐斑需要打一套组合拳，养生、日常护肤、医美三者一个都不能少。

如果选择做射频或者光电治疗，比如皮秒等项目，容易激活皮肤细胞，处理不当反而会让黄褐斑加重。打水光针能有效缓解黄褐斑的问题，美白祛斑水光针的成分包括胶原蛋白、传明酸、维 C、谷胱甘肽、高纯度玻尿酸等，主要有深层补水、补充胶原蛋白、抗皱、美白、祛斑等功效。

还有人会自己购买传明酸针剂涂在脸上，他们认为这样能祛黄褐斑，我特意咨询过医生，医生表示，因为浓度配比不好把控，所以并不建议自己在家使用传明酸针剂。日常护肤时，传明酸需要搭配维 C，从而起到美白、祛黄褐斑的作用，但一定要记住，只有经过药监局备案的产品才是安全的。

此外，通过医美来消除黄褐斑时，还要注意选择有正规资质的医院、医生和产品。

有效的医美项目

很多人问我，医美项目能不能有效改善面部状态。我的回答是肯定的。

如果脸部有凹陷，做填充类的医美项目可能会立竿见影；如果出现静态纹、颈纹，可以通过注射适量肉毒素来改善；如果皮肤出现松弛下垂，可以使用线雕来提升。这些治疗方法对改善皮肤状态都有一定效果，但都有恢复期。此外，矫正牙齿也能改善法令纹。

现代人抗衰变美的方式多种多样，但她们往往忽略了一点：抗衰变美，除了外部手段，更为重要的是静心、修心、养心。

内耗少的人，会觉得生活越来越轻松；内耗多的人，会觉得生活越来越痛苦。如果不停止内耗，即便穷尽外部手段进行抗衰，也是徒劳的。

情绪会影响面容，睡眠质量差会损害面相，肾气亏容易导致白发和脱发，气血不足会让人面黄长斑，吃太多的肥甘厚腻食物会长痘……因此，调整好自己的生活方式和心态，通过科学护肤，以及搭配合适的医美项目等手段，你才能一直拥有良好的皮肤状态。

每天一个护肤小技巧

✿ 为你的皮肤写生活日志

坚持护肤，我发现自己每天的睡眠情况和摄入食物的健康程度都会反映在皮肤上。因此，记录你每天吃什么、几点睡，也能帮你找到皮肤问题的症结。之前，一位网友说自己脸上全是斑和痘痘，问我要如何改善，我让她先调整饮食和作息，再配合护肤品进行调理。

我提醒她写生活日志，结果发现，从早上开始，她就不停地吃东西：腰果、橙子、鲜花饼、草莓、扁桃仁、猪肉脯、果冻、曲奇饼干、肉松面包、麻花……其中很多都是她的睡前消夜，因为她经常熬夜。她每天居然能吃这么多零食，我实在难以想象。拥有这样的饮食习惯，经年累月，皮肤自然会出现问题，长痘长斑也在所难免。

皮肤是身体状态的显示器，你的脸上不可能无缘无故地出现痘痘和黄褐斑，如果不调整饮食习惯和生活作息，用什么方法护肤都没用。

所以，如果你也有皮肤问题，可以试着写生活日志，看看自己的饮食和生活习惯是否健康，并逐渐加以调整。

✿ 用药膜淡化黑眼圈

七子白药膜，改良自李时珍《本草纲目》里的美白祛斑膏方，由七种具有美白功效的中药按照一定配比制成，这七种中药分别是茯苓、白术根、薏苡仁、白芷根、僵蚕、芍药根、三七粉。在长斑的位置敷用七子白药膜，配合艾灸，可以活血化瘀，加快黑色素的代谢，从而能有效地祛斑美白。

后来，我偶然间发现这个方法还可以淡化黑眼圈。黑眼圈和气滞血瘀有很大的关系。用七子白药膜配合艾灸，每周2至3次，坚持一段时间，你的黑眼圈就会变淡。

✿ 应对皮肤炎症

最近经常有朋友向我咨询，说自己的皮肤有炎症，或是屏障受损，看到她们的皮肤状况，我发现这些问题比我想象的严重许多。

什么是皮肤炎症？

这是皮肤对外界刺激做出的一种防御反应，常常还伴有毛细血管扩张、角质层变薄、脸红发热且有疼痛感、出现痤疮等问题。

是什么原因造成的？

• 过度清洁皮肤。清洁面部时的摩擦会导致皮肤角质层受损，若得不到及时修复，就会出现炎症。所以，我不提倡使用清洁力较强的卸妆产品和高浓度的防晒霜。

• 细菌感染。日常一定要注意家居环境的清洁和卫生，要经常换洗床单、枕巾、洗脸毛巾。

• 过度护肤。很多人在发现自己长痘、长斑、毛孔粗大、有黑头时，会过度使用含激素或者含酸浓度过高的护肤品。过度使用激光射频也会导致皮肤炎症。这个时候，应该尽量停止所有外部护理手段，注重内调。

- 皮肤长期缺水，皮肤保湿不到位。
- 有睡眠障碍，情绪敏感且免疫力低。这类人一般脾胃和皮肤也比较敏感，更容易出现皮肤炎症问题。

皮肤炎症有什么危害？

- 皮肤炎症会导致皮肤屏障受损、皮肤缺乏储水能力，同时会影响皮肤的代谢和修复能力，最终会出现玫瑰痤疮、脂溢性皮炎等问题。
- 炎症会影响皮肤中胶原蛋白的合成，致使肌肤干燥、衰老，还会影响护肤品的吸收。
- 炎症会导致络氨酸酶的活性增加，黑色素分泌异常，进而导致色斑、黄褐斑、晒斑的出现。

如何治疗皮肤炎症？

发现自己的皮肤出现炎症时，首先应该去三甲医院的皮肤科咨询医生，进行科学治疗。

特别提醒

当皮肤出现问题时，一定要向专业的皮肤科医生寻求帮助，切忌自行用药，或者自行使用具有修复功效的护肤品。皮肤一旦出现炎症，可能需要较长的修复期。在此期间，一定要谨遵医嘱，将祛斑、美白、祛痘、去皱等需求放置一边，先治疗炎症，才能解决其他问题。

✿ 晨间 5 分钟，养出好皮肤

每天早上起床后，可以先坐在床上"干洗脸"，即用人体的天然油脂给脸部按摩。

其实，我们面部的油脂对皮肤很重要，是天然的保湿剂和抗皱精华，随着年纪的增长，油脂会逐渐减少。因此，日常护肤时不要怕出油，要少用清洁类产品，适当补充油脂。

你可以每天早起后"干洗脸"2 至 3 分钟，这会让你的皮肤变得充满光泽，让你的肌肉变得紧实，还能有效放松情绪、唤醒精神，长期坚持就能养出天然的好肤质。

此外，早上起来后，还要"鸣天鼓"。具体的方法是这样的：用掌心紧按双耳，并用食指、中指和无名指轻轻敲击脑后枕骨，敲 60 下即可。然后用掌心紧按双耳，手指紧按脑后枕骨不动，再骤然松开双手，这时，你的耳朵里可能会有轻微的响声，如此进行9次，作为一组，每天3组。

完成上面的所有步骤，大概只需要5分钟，坚持一段时间，你就会感觉自己每天都精气十足。

✿ 让皮肤彻底洁净

早晨要用冷水洗脸，这样能紧致皮肤，给自己提气。

晚上入睡前则要用温热的水和洁面乳彻底清洁皮肤。

很多人说："早晨洗脸时不用洁面乳，只用冷水是洗不干净的。"但对超过30岁的女性来说，面部皮肤上的天然油脂相当于一层保护膜，应该尽可能每天只用一次洁面产品。

"洗去铅华"是爱美女士的睡前必修课。晚上，要尽量用温

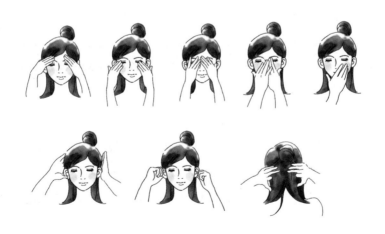

热的水洁面。温热的水能打开毛孔，让藏在毛孔里的污垢和化妆品的残留物被彻底清洁。晚上用温水洁面，还可以起到按摩面部、滋养五官的作用。

其实，洁面不仅是洗脸，还要清洗鼻腔和耳朵里的脏东西。

清洗鼻子，财运亨通，为人自信。

清洗耳朵，从善如流，为人自省。

面容

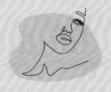

年近五十，也能有一张饱满的脸

我马上就届知天命之年了。一次出差时，我见了许多老朋友，她们都很诧异，因为我的脸变得更加饱满、有光泽了。

我的秘诀是养肾精。

肾精分为先天之精和后天之精，是身体的天然动力源。

肾精的多少与遗传有很大的关系，但它的消耗情况完全在于个人的养生和生活习惯，肾精消耗殆尽之时，人也就没有了活力。

肾主筋骨、生长发育、毛发、生殖系统、免疫力等。所以，眼眶、太阳穴和脸颊的凹陷，以及长白头发、视力模糊、月经不调等，都是在提醒我们肾精亏虚了。此外，肝肾同源，肝郁气滞会导致肝火旺，人体便用肾精来灭火，而长期熬夜也会消耗肾精。日常贪凉、喝冰水、不注意保暖，都会导致肠道寒凉，人体同样会利用肾精来让身体恢复温暖。

肾好的人通常耳大而厚，且全身的肌肉（包括面部肌肉）是饱满、紧致的。一个人面部无肉、尖嘴猴腮，通常是肾虚的表现。

而一个人如果颧骨过高，脸上的肉也比较少，很可能是脾肾皆虚。这种人通常性格比较耿直，眼里容不下沙子。

补肾的好方法是每天揉搓耳部，早餐食用黑芝麻和黑豆浆，并补充花青素，食用蓝莓、桑葚、枸杞等有助于降肝火的食物，肝肾同养。此外，还要避免熬夜、大悲大喜、惊恐、受寒受冻、劳累等过度消耗肾精的行为，这样才能养出好面容、好轮廓、好皮肤。

面相的清与浊

在传统面相学中，人的气质被分为清、奇、古、怪、秀。"清"的本义是纯洁、清透、单纯不杂。

清是有层次的。肤白而带水光润泽，是清灵；眼睛清澈而有神，眉毛顺而根根分明，是眉清目秀；清且轻盈就是脱俗；肤白又带贵气，就是清贵之气。清浊与身体有关，与眼神有关，也与内心修养散发出的气质有关。

如何提升面相与气质的清？

首先要"顺"。即顺应时间，顺应四季和天气变化，适时保养身体，吃穿住行合天理、顺世道。

当我们身体的小宇宙被调动起来，自然会形成一种气场，呈现出干净清纯的面相。

反之，如果你违背自然规律生活，白天睡觉、晚上熬夜，吃一些不该吃的食物，那么身体里本应正常的元气，就会被压抑、阻截，形成怨气和浊气，藏在身体某处，形成影响健康的病灶，反映到脸上，自然是带着"浊气"的邋遢相。

其次要"纯"。心思和善单纯，知世故而不世故，内心仿佛有一道屏障，不被外界的不良情绪和负面信息所干扰。心思单纯的人，往往睡眠好，眼明而神清，有独特的气质。一个每天都被繁杂琐事缠身、被是非八卦困扰的人，气质很难变得"清纯"。

再次是"慢"。把生活节奏、思考节奏和语速都放慢。

快节奏会降低人深度思考的能力，所以有一句西方谚语说，要放慢脚步回头看一下自己的灵魂有没有跟上来。

慢，还能营造一种氛围美。在日常生活中，如果你言之有物，表达有方，语速慢一些，反而会有一种气场，让别人不由自主地静下来听你说话。

最后是"寡欲"，清心即寡欲。世俗欲望强的人，很难与"清"的面相挂钩。

这里的"欲"，代表对极致感观体验的追求，比如艳丽浓重的色彩、刺激味蕾的重口味，愤怒、悲伤等极端的情绪表达……这些极致的体验都会影响人的面相，因此要学会降低对名利和物质的欲望。

养面是一个接受时光洗礼的过程，让我们有机会通过后天的修为重塑面容。真正拥有"清纯"面相的人是极少的，但它值得我们去努力修炼。

"喜清厌浊"，拥有珍珠般的好气色

"喜清厌浊"才能获得珍珠般的好气色。

身体健康、气血充足是气色好的前提，但也有很多身体健康的人，虽然面部气色不错，却没有玉石般的润泽感。如果你追求的是清雅的灵秀之气，一定要有"喜清厌浊"的潜意识。

何谓"清"？"清"就是皮肤白皙并带有水润的光泽感，简单来说就是有一副"干净相"。反之则为"浊"，即皮肤粗糙黑黄，往往还伴有毛孔粗大、容易出油等问题，也就是有一副"邋遢相"。

面相浊气太重时，要注意调整饮食。日常饮食口味过重、太咸太辣且无肉不欢的人，其性格中也有排斥"清气"的趋向，性格也相对急躁。

我看过梅花先生的一段采访。主持人问他："我感觉吃素之后，自己的情绪和脾气都好了很多，这是什么原因呢？"梅花先生是这样回答的："与脾气暴躁的人在一起，脾气会变得暴躁；与慈爱的人在一起，也会变得慈爱。更何况是每天都吃的食物呢？"食物分为惰性食物和悦性食物，荤腥的食物基本都是惰性食物；而当我们吃素食、谷物、坚果的时候，身体会变得轻松轻盈，这些食物就是悦性食物。

所以，养面的人，潜意识和饮食都要趋向于"清"，日常饮食要荤素平衡，七分素三分肉。这样才能清除浊气。当然，这个世界需要千姿百态，"清"的审美，不一定适用于每个人，尊崇内心，做你自己就是最好的。

养面相与毁面相

养面相，具体而言就是在食、色、睡上多下功夫。温润如玉，气色如花，骨骼清朗，体态自然丰盈，这是值得所有女性追求的状态。

不论男女，"毁面相"的往往只有一件事，那就是"油腻感"，它通常体现在面部和身体上，进而影响整个人的气质。而且，这种"油腻感"无法靠护肤品消除。

面部油腻是由湿气引发的，体内本应代谢出去的物质排不出去，便会导致这种情况。这样的人通常存在高血糖、高血脂、高尿酸、高胆固醇等健康问题。

有些人说："我很瘦啊，日常也不吃肥肉、蛋黄等食物，为什么我的胆固醇还会高呢？"大概率是因为脾虚，加上运动量少，代谢功能弱，所以才出现这种情况。胆固醇升高会刺激雄性激素的分泌，导致皮肤长痘、出油，头发也会出油，甚至会脱发。这样的"面相"看起来不够干净，人际交往也会受影响。

脾的状态决定了胆固醇的代谢能力。脾相当于身体的物流，物流不给力，垃圾就没法被清除出去，肠道自然也不干净，直接的表现就是舌苔厚。对脾虚的人，中医一般会建议服用"香砂六君丸"，但是任何药物都不能长期服用，还是要以饮食调节为主。把自己从"食肉动物"变为"食草动物"，油腻感就会减轻很多。

植物中含有植物固醇，有助于清理体内不好的胆固醇。豆类的植物固醇含量比谷物的更高，每100克黄豆所含的植物固醇超过100毫克，青豆和黑豆的植物固醇含量尤其高。所以，我推荐痰湿体质的人多喝黑豆浆。另外，每天泡脚也是减少油腻感的好习惯。

"玫有"烦恼，面容清明

黄褐斑、眼白浑浊、乳腺增生、卵巢囊肿等，都是肝气郁结引发的问题。现代社会对女性要求极高，在家要做好妻子、好母亲、好儿媳、好女儿，在外还得做好领导、好员工。繁杂的琐事堆叠在一起，很难不让人烦心，一点小事都可能成为情绪的导火索，一点即燃。

有的人脾气不够好，情商不够高，常常以为这是自身性格或者修为不够导致的，其实也可能是肝气得不到抒发的结果。肝气郁结是一种情志病，人遇到一点小事就往坏处想，容易纠结郁闷，睡觉时辗转反侧，无法入眠。

女性的大多数疾病都是由肝气郁结引起的，原因就是女性普遍压力更大、爱生闷气。

肝不好会给人带来很多损伤。

首先，肝不好会伤及脾胃，脾胃不好会让消化系统出问题，继而造成营养难以被吸收、气血差等。

其次，肝不好会伤肺，肺主皮毛，这会损伤面容和头发，并让人出现干咳、心情烦躁等症状。

最后，肝气郁结还会导致肾阴不足，形成恶性循环。

所以，女性养生时最重要的一步就是疏解肝气。

我给大家推荐一款适合春夏养生的玫瑰解郁茶，配方如下：

墨红玫瑰4至5朵、枸杞10粒、冰糖3粒（戒糖的人可以不放），加水用养生壶煮开后就可以饮用了，喝完可以再加水，味道淡了再换新茶。这个方子特别适合经常熬夜看手机、眼睛干涩、视力模糊的人，还有月经不调、宫寒淤堵的女性。

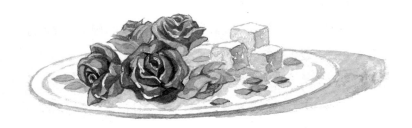

减轻眉间纹，养出好面容

微信群里有朋友请我帮忙看一下她的面部有哪些地方可以调整，我发现她的脸上最明显的问题并不是斑和粗大的毛孔，而是眉间纹。我指出这个问题之后，群友们纷纷讨论该如何解决。

脸上出现眉间纹，中医认为是肝阳上亢、肝火向上侵犯到肺所导致的。有眉间纹的人通常脾气暴躁，要求严苛。所以她们的人际关系也更容易出现问题。

解决方法如下：

• 进行内调。既要养肝、降肝火，又要润肺滋阴。养肝可以喝养肝茶，用疏肝解郁的药方泡脚；润肺则可以喝杏仁粉、杏仁厚乳、雪梨百合汤等。

• 保证睡眠，早睡，尽量不熬夜。

• 修身养性。一定不能急躁、发脾气，这样才能疏肝解郁、调节情绪。

除此之外，日常护肤也能有效改善眉间纹，具体方法如下：

首先，要保持皮肤滋润，可以在每天早上护肤时用美容油按摩面部，并用刮痧板给眉间纹区域刮痧。

其次，使用抗皱面霜或含维生素 A（又被称为视黄醇）成分的面霜，二者选一即可，并辅以按摩。

最后，可利用医美技术处理眉间纹，比如打肉毒素针剂，即刻就能见效，但如果打得太深，眉毛附近的肌肉会变得僵硬，无法做出灵动的表情，并且这样的方法治标不治本，通常只能维持三个月到半年，请慎重选择。

我还是想强调：我们的脸是身体和情绪的显示器，抗衰的尽头是养生和修性。

让面容越来越"正"

人的左右两边脸通常都会有点不对称，我们的左右手和左右脚也不可能长得一模一样，如果你发现自己的脸越长越歪，可以从以下方面矫"正"：

• 不要只朝一个方向侧着睡。如果长期单向侧睡，睡觉时被压着的那半边脸，法令纹、眼袋和眼纹都会比较严重，皮肤也会更容易下垂。

• 不要长期使用某一侧的牙齿咀嚼食物，会让这一侧的咬肌会变得更大，脸变得一边大一边小。

• 不要总是耸某一侧的肩，或者长期用身体一侧背单肩背包，使得那一侧面部也会习惯性地下垂。

- 坚持进行脸部按摩。
- 如果你的咬肌比较大，可以到正规医疗机构注射肉毒素，使咬肌萎缩。

如何养阳气？

阳气足的人，通常身体健康、乐观通达，呈现出来的自然是五官协调、神清气爽的样子。所以，只要体内阳气足，就不惧怕自己的颜值低。固护阳气，就是最好的化妆品。我的养生课老师常对我说："梳梳头洗洗脸，就算倒霉也不显。"也就是说，人越是倒霉，就越要注意自己的仪表，让自己干干净净、清清爽爽的。

所谓阳气，到底是什么呢？

在中医理论中，阳气是人体进行代谢和维持生理功能的原动力，是人体生殖、生长、发育、衰老和死亡的决定性因素。通俗一点说，就是人体自然产生的卫气和抵抗力。

那么，我们要如何养阳气呢？

养阳气需要顺应天时"早出晚归"。我把瑜伽课改在早上，就是要"养阳"。运动、艾灸都可以补阳气，瑜伽、八段锦、快步走也是极好的运动方式。但不要过度运动，否则阳气就会外泄，适得其反。

到了夜间，阳气需要闭合，所以晚上不能吃得太饱，饮食要清淡一点；也不能说太多话，那样会消耗阳气；晚上也不能做剧烈运动，夜跑等运动都不太适合，那样元神很难归位，而且会泄阳气。

想要养阳气还要做到一点——一年四季都要注意保暖。暖才能生阳，尤其是颈后大椎、背脊、丹田和脚踝上的三阴交等位置。一年四季都要备着围巾、开衫、腰腹保暖带和棉袜，特别是夏天长时间待在开着空调的房间时，更要注意保暖。

最后，要保持欢喜，保持开心。

冬日里养阳气最简单的方法就是晒太阳。最好背阳而坐，这样能晒到我们的头顶和后背。此外，休息时读读书，到户外走一走，与大自然亲密接触，听音乐、喝茶，说话时放慢语速、放低声音，保持好心情……这些方法都可以养阳气。

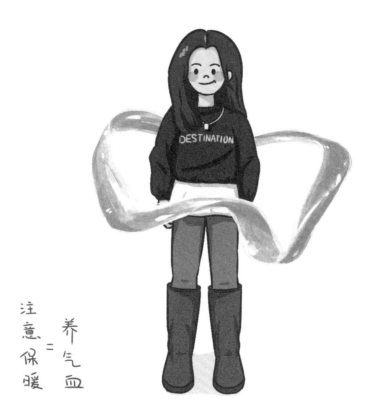

注意保暖 = 养气血

如何补气血？

我用了大约一年半的时间，将自己从中度贫血调理到健康状态。结合自身的情况，我在此分享一些补气血的经验。

首先，要明白：贫血一定会气血不足，但气血不足未必会导致贫血，更可能会出现局部脏器气血供应不足。

在现代社会，大多数人都营养过剩，除了身患疾病外，因营养不足而导致贫血或者气血不足的情况是极少的。我最大的问题是宫寒血瘀、卵巢囊肿的位置不好，月经量过多，进而造成贫血。

针对这些情况，首要的是做到极度保暖，特别是躯干部位。我的手脚一年四季都很暖和，唯独小肚子比较凉，我也会想办法让那里暖和起来。

其次，气血不足不能单靠进补。气血不足的人都有一个通病，那就是思虑过度，头脑中的信息量过大。所以，首先要节制自己的能量消耗，我建议可以从不多管闲事开始。

我们平时思考、作决定、处理纠纷和人际关系，都需要调动气血，消耗能量。你的每一次伤心难过、每一次与人争斗，甚至对公众新闻事件的反应和评论，都会消耗你的气血。这是许多人的无意识反应。

所以，我建议你节制自己的能量消耗，人际关系尽可能简单化，尽量远离让自己产生困扰的人和事，在工作中也要减少得失心，尽量少关注自己能力之外的事情，多多养心、养气血。

有益于养面容的补气配方

女性气虚、血虚是通病，与之对应的症状就是脸色发黄，脸上的肉容易下垂，身上的皮肤也没有弹性。这里的"血"不单指贫血，还包括把血液输送到身体各个器官的能力，中医称之为"气"。运转不畅的血液，就是"一潭死血"。所以，要想让皮肤白里透红，首先要补气。

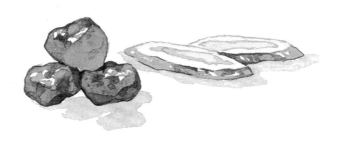

我和妈妈常年喝一款养生茶，配方如下：

生黄芪 10 克、桂圆 10 颗（1 至 2 人份），洗净后放入养生壶，加水烧开后再煮 10 分钟。

容易上火的人可以把桂圆换成红枣（3 至 5 颗），将红枣掰开后去核泡饮。

生黄芪十分补气，桂圆也能补血安神，而且本身带有甜味，与生黄芪一起煮，能让茶汤味道更好。这是一个很适合祛除黄气、治疗血虚的方子，日常可以当水喝。

肾虚脾虚，如何调整？

最近天气很好，我经常一边听书，一边走路。今天不知不觉就走了 6 公里，正好看到群里不少"花粉"的素颜照片，从他们的面容来看，很多人都是典型的肾虚／血瘀体质：皮肤黑，脸上有黄褐斑，有黑眼圈，嘴唇颜色较深。这样的人要多养护自己的肾和脾，肾虚脾虚容易导致衰老。我们要从运动、食疗、养生等方面入手，调理脾肾。

对女性来说，肾气非常重要。我每天健走时都会有意识地晒晒背，并用手捶打督脉，补充阳气和肾气，或者活动一下胳膊。

肾虚脾虚的人还要注意饮食。脾胃不好且肾气不足的人早餐可以吃山药，甚至可以把山药片当作零食，并搭配黑豆浆。这样能有效地调理脾胃、补充肾气。

此外，这类人可以每天用10克生黄芪泡茶，黄芪能温养脾胃，让皮肤变得更有弹性，也可以食用一些鹿精蛹虫草膏，它能快速有效地补充肾气，还能治疗脱发和白发。

九种体质，九种面容

✿ 阴虚体质

"阴虚"中的"阴"是什么？

简单来说，阴就是身体里的水。身体有热气，水一少，火就容易烧起来，中医谓之阴虚火旺。这样的人舌头发红，舌苔很薄或者没有舌苔，因为身体里的火烧得太旺了，把舌苔都给烧没了。

阴虚到底是什么？为什么阴虚时人容易上火？

首先要明确一点，阴虚缺的是肾水。

肾水是体内不容易流失的液体，如骨髓、精液、胰岛素、关节润滑液等。我们日常饮用的水容易变成尿液被排出体外，因此被称之为虚水。

阴虚的人，面部轮廓容易有凹陷，比如太阳穴、上眼眶等部位的凹陷，体型偏干瘦。颧骨部位往往会出现潮红，容易长白发、便秘。这类人做事通常风风火火，缺乏耐心，火气大，所以爱生气，在夜间容易烦躁、失眠。阴虚的女性容易眼睛干涩、嘴唇干裂，身上的皮肤也会很干燥，而便秘、头发早白、月经量少，也都是肾水不足引发的症状。身体干到一定程度就会开始上火，这就是阴虚火旺。你以为这是吃了上火的食物导致的，其实并不然。

阴虚状态最容易出现在女性更年期前后，此时女性身体的雌激素分泌减少了，月经量也减少了，人的皮肤和面容都会呈现干瘪的状态。

这时，如果用生黄芪、人参等药物进行补气，无异于火上浇油。为什么？因为气有余便是火。这些多余的气发泄不出去，在体内横冲直撞，蹿到哪里，哪里就会表现出上火的症状。

少说话、少思虑、慢生活，好好睡觉，保持心情舒畅，也能有效地养肾水。

什么类型的人容易阴虚？

我在观察后发现，以下几种人最容易阴虚：熬夜过多、经常吃辛辣食物的人；肝气郁结、脾气暴躁的人；日常生活中体液耗损过多的人。

该如何缓解呢？

要相信，静能生阴，静能养慧。

阴虚的人体内热，如果用喝冰水、喝冻饮、吹冷风等方式压制，会适得其反，最终出现上热下寒，中焦淤堵的情况。这时候，我们应该用疏肝解郁的方子泡脚，贴足贴引火下行。此外，阴虚的人最忌熬夜，一定要早睡，才能养阴血。要做一些"无用"的事，看一些"无用"的书，让生活节奏慢下来，让心情平静下来。还要学会少说话，把语速降下来，收敛张扬的性格，把行动放缓。通过这些方法，保存体内的津液。

阴虚的人首先要补肾水，平时多吃一些滋阴、生津的食物和黑色的食物，比如黑芝麻、桑葚、黑豆、黑米、黑枣、黑木耳、乌鸡汤、龙眼、茄子、海带、紫菜、枸杞等。还有一种简单的方法，就是每天口服1至2支胶原蛋白。

✿ 阳虚体质

中医说阳气是人体五脏六腑生发、运作的能量，也是保护人体免疫力的卫气。阳气少了，就叫阳虚。

阳虚是闲出来、宅出来的"富贵病"，阳虚的人通常性格内向、多愁善感，运动量少，也很少晒太阳。随着年纪的增长，阳气会渐渐减少，所以阳虚常见于中老年女性。

阳虚的女性有精无气，体内的气不足，精就不能濡养全身，只能在丹田处滞留，如果丹田的温度过低，就不能把精转化成液体，更不能转化成能量。阳虚在人的面容上呈现出的最明显的特点，就是面色苍白、皮肤松弛，俗称"老太太相"。早上起床时眼泡容易肿胀，舌苔偏白。我就是阳虚体质，所以我的体重维持在 90 斤左右，体脂率维持在 20%—23%，否则脸就会垮。阳虚的人通常体温较低，要特别注意保暖，还要适当运动并坚持泡脚，提高基础代谢率。

　　阳虚的人容易长胖，特别是腰腹部。因为阳气不足，湿气容易入侵，所以阳虚的人体温通常比一般人低。此外，阳虚会导致

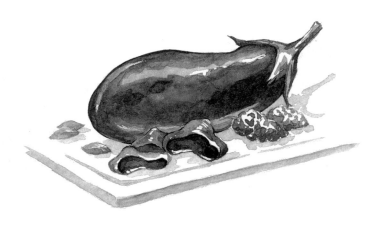

人五脏六腑的运作能量不足，所以一般还伴有血虚、肾虚、气虚、痰湿等症状。那我们应该如何改善和调理呢？

首先要做到全方位的保暖，具体方法如下：

• 家居环境保暖。尽量让阳光照进卧室和客厅，室内要保持通风，少开空调。

• 穿衣保暖。在家里也要给颈部大椎骨保暖，一年四季都要穿棉袜，还要用保暖带给小肚子保暖。

• 适量运动。适当的运动是必需的，比如，每天可以健走4公里左右，最好是在有太阳的时候进行。但要避免剧烈运动，尤其是晚上的剧烈运动。

• 穴位按摩。可以按摩督脉、任脉和涌泉穴。按摩督脉时，可以晒一晒后背，还可以背对着阳光快步走，并用手轻捶背部。你还可以用艾草精油配合砭石按摩仪按摩任脉，并用足贴刺激涌泉穴。这样可以提升阳气和肾气。

• 泡脚和贴肚脐贴。泡脚能促进人体的血液循环，让身体出汗。肚脐贴适合阳虚和痰湿等湿寒体质的人使用。肚脐是人体的命门，将补阳暖宫的艾绒、桂圆、花椒混合起来制成贴剂敷在肚脐上，用这几味药的温热之气刺激阳气，能有效改善体质。

• 健康食疗。可以多喝怀姜茶，多吃温热的食物，比如牛羊肉、玉灵膏、黑芝麻、桂圆、韭菜等。少吃寒凉的水果，尤其是在晚上。

而在修身养性方面，我建议阳虚的人开朗活泼一些，多外出、多旅行、多运动、多社交，久而久之，面容也会变得更加灵动，神采飞扬。

✿ 痰湿体质

人因体寒，囤积在体内的湿气化成痰性津液，长期代谢不了，储存在身体里，便形成痰湿体质。

有痰湿面容的女性一般体型微胖，体脂、血糖和胆固醇都很高，最容易患糖尿病。一般来说，痰湿体质与饮食习惯有关，这些人往往喜欢吃冷饮、甜食、肥甘厚味，这会导致脾胃功能失调，腹中都是痰、气、湿、淤，从而使腹部变胖。

痰湿体质的人通常还有阳虚、惧寒、血液循环差等症状，而且痰湿体质的人一般都是上热下寒，所以容易口舌生疮，长红色和白色的痘痘。人体内的毒素是通过皮肤、尿液、粪便排出的，痰湿体质的人湿气排不出去，容易形成溏便，最后湿气只能从皮肤上排出去。

所以痰湿体质的人皮肤通常是"大油田"，皮肤、头发都爱出油，还特别容易长闭口、粉刺、油脂粒和白色的痘痘。这也可能会让她们误认为自己是油性皮肤，所以不敢用比较滋润、保湿的护肤品。她们害怕这些护肤品会堵塞毛孔，长出更多的痘痘。

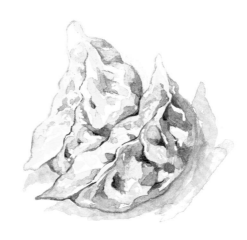

其实，这种体质的人更需要补充水分，可以使用芦荟胶面膜或丝滑乳面膜，让皮肤保持水油平衡。

痰湿体质的人首先要控制口腹之欲，不吃寒凉食物；其次要积极运动，让身体暖和起来。痰湿会弱化人的脾胃功能。痰湿体质的人脾胃像冰箱，外热内寒，所以也可以用肚脐贴打通中焦，温通祛寒，帮助痰湿代谢。

另外，坚持用苍附导痰丸泡脚，直到舌苔不再白腻肥大，也对改善痰湿体质有效。还可以配合每周 2 天的轻断食（断食当天摄入的热量控制在 600 千卡左右），半个月后，你会发现溏便的症状有所缓解，皮肤出油变少，肚子也会明显小很多。

✿ 湿热体质

湿热与痰湿的区别在于：同样是湿，一个是因为热，一个是因为寒。

湿热体质的人大多都满面油光，脸上还会长出红色痘痘。而且，如果青少年时期就是湿热体质，则会导致毛孔粗大、长痤疮等问题，还会留下痘印。如果伤到真皮层，又不加以控制，成年之后便难以恢复。这些都是湿热体质的人典型的面容特征。

湿热体质的人容易上火，常伴有口臭、舌苔黄腻、溏便或者便秘等症状。皮肤和头发都容易出油，最容易脱发，体内总有股火无处发泄，所以脾气通常比较急躁。

湿热是如何产生的呢？

主要有以下几个方面的原因：

• 生活习惯：抽烟、喝酒、熬夜，常吃甜食、乳制品、冷饮，以及辛辣刺激的食物。

• 居住环境：在两广和西南地区，以及沿海地区，湿热体质的人比较多。此外，居住楼层较低、卧室旁有洗手间的人大多也会湿气较重。

• 先天遗传因素。

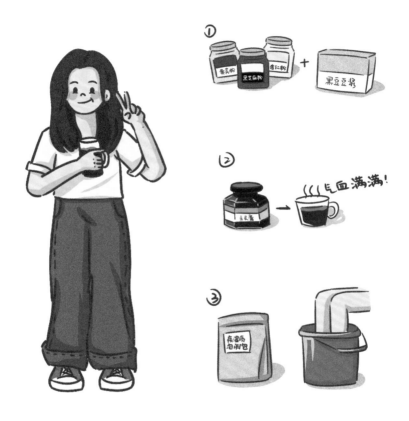

该如何解决呢？

首先，湿热体质的人要从生活习惯入手，改善不健康的生活、饮食习惯。湿热体质的女性一定要早睡，否则会导致雄性激素升高，内分泌紊乱，甚至会患上多囊卵巢综合征，带来肥胖、月经不调、脱发等问题。此外，这类人还要学会修身养性。

其次，可以用温胆汤泡脚，用内调解决油脂分泌旺盛的问题。还可以在睡前贴上足贴，引火下行，这样也能有效去火。

再次，可以采用食疗。如果便秘，可以多食用黑豆浆、黑芝麻、杏仁粉等能调理肠胃的食物。如果溏便，则可以食用山药片。此外，每周可以轻断食 2 天，这样也能排出宿便与毒素。

如果湿热体质的人长痘，可以在晚上临睡前，在长痘的地方涂一点医用酒精，再用左旋维 C 叠加素颜霜，涂在脸上；白天可以用艾草纯露叠加清爽的乳液和素颜霜护肤。

湿热体质特别影响人的面容和整体气质。大部分具有这种体质的人都不会把自己的外在形象（身材、气质）与自己的经济、事业状况挂钩，所以才会放纵自我。

✿ 气郁体质

什么是气郁体质？

通常来说，这种体质的人往往肝气不舒，时常焦虑、抑郁、易怒，无法控制自己的情绪。这其实是很多女性的通病，也是子宫肌瘤、乳腺疾病、黄褐斑、女性提前绝经等疾病和症状的诱因。现代社会，女性责任重大，身份众多，巨大的压力致使女性的情绪病多发。

气郁体质的人有怎样的面容特征呢？

气郁体质的人大多数看起来精神颓靡、郁郁寡欢，且要求完美、爱纠结于小事，可能会为了别人的一句话翻来覆去地睡不着。

气郁体质的人通常面色苍白，眉心有皱纹，太阳穴和脸部轮廓容易凹陷。而且，因为肝气不舒，这些人脸上容易长黄褐斑。如果还存在阳虚，则容易形成痰湿体质，长白色的痘痘和闭口粉刺；如果还存在阴虚、湿热，可能会导致雄性激素分泌增多，长红色的痘痘。

如何改善气郁体质？

首先，我建议有气郁体质的人多出去户外走走，看看绿色的大自然，久而久之，心境自然会变得开阔。

其次，多阅读"无用"和修心的书。

"无用之书"指的是那种未必能够解决短期问题，却带有底层逻辑和哲学高度、能够提升你认知的书籍，比如《黄帝内经》《道德经》《人生只有一件事》等。

思维境界开阔后，当你站在更高的角度看同样的一件事，你会觉得这不过是一件小事，也就不会过于纠结了。

再次，要谨记能量守恒定律。

气郁的人大多都习惯一个人大包大揽，把家人、同事隔绝在外，常常把自己累得半死，还得不到感谢，进而情绪状态会不断恶化。所以，无论是在生活中，还是在工作中，都要学会与人合作，懂得放手和分配任务。

最后，可以采取食疗养生。

我建议气郁的人日常多喝玫瑰花茶，服用逍遥丸，用疏肝解郁的方子泡脚。

根据我的观察，气郁的人通常不是在纠结过去，就是在担心未来，总之就是不能开心地享受当下，人生没有一刻是开心的。所谓修当下禅，就是放下过去的烦恼，舍弃对未来的忧思，安然于当下才是生活的智慧。还要学会信任别人，不要总是疑神疑鬼。每天都在质疑别人或者与人争辩，会让人感觉疲惫。要相信"相信的力量"。

✿ 血瘀体质

血瘀体质的人很难有白白净净的面容，面容有非常鲜明的特征：皮肤晦暗无光，脸上有黄褐斑、老年斑，唇色发乌，即使不

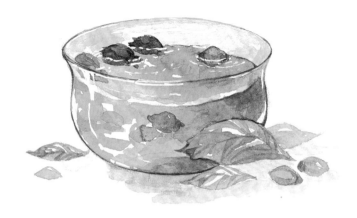

熬夜也会有瘀血阻滞导致的血管型黑眼圈。此外，血瘀体质的人常常舌苔暗紫，舌头上带有瘀点，舌底青筋明显。

血瘀体质是如何形成的?

情绪长期抑郁，或体内寒凉、气血运行不足，造成全身血脉不畅，瘀血堵在身体里，就会形成这种体质。血瘀体质的女性容易出现痛经，月经量极少，时常有血块，她们最容易患上子宫肌瘤、卵巢囊肿、乳腺结节等妇科疾病。

如何改善血瘀体质?

一定要忌食寒凉生冷的食物，多补充温开水，多饮用行气活血的紫米酒酿、怀姜茶、黑豆浆、玫瑰花茶、生黄芪茶、红葡萄酒等，可以有效地清除血管中的淤积，扩张血管，改善血液循环，降低血脂、血液黏稠度。

改善血瘀体质最有效的方式是食用三七，但是三七粉味道苦涩，口感很差，多数人很难接受，可换成三七口服液，口感更好还容易吸收。坚持服用3个月左右，你的皮肤就能快速变得亮白，黄褐斑和血管型黑眼圈也能得到有效缓解。

最后，你可以适当地做能加速血液循环的活动。血瘀体质的人适合泡澡、泡脚。我建议你先用疏肝解郁的方子泡脚，让肝气得到舒展，有助于睡眠，再用桃红四物汤泡脚，活血化瘀、补血养阴。

在护肤方面，使用传明酸、维C叠加精华乳和素颜霜，也能有效缓解血瘀型黄褐斑。

✿ 气虚体质

"气"在中医里是非常重要的概念，因为它是人体生长发育、脏器运行、输送营养的动力源。

我们常用元气满满来形容年轻女孩的状态。而气虚，就是中医所说的元气不足，即身体功能处于不良状态，从而导致一系列病症。气虚的女性，通常会显得未老先衰，她们看起来总是很疲倦，缺乏体力、精力。她们的脸色苍白暗淡、容易长斑，皮肤容易下垂，眼袋很重，头发细软发黄，也容易发胖。此外，气虚的女性通常免疫力较低，容易生病，平时爱生闷气，记忆力也比较差。气虚常常伴随血虚，继而造成气血双亏，使人难以入睡并容易惊醒。通常来说，气虚的人早上状态比较好，一到中午就像没电了一样，皮肤、气色、状态都逐渐萎靡。这类人喜欢安静，气息不是很稳定，在爬楼梯或运动时会上气不接下气，甚至会出现头晕、呼吸不畅、血压变低的状况。

气虚体质是如何形成的？

如果母亲在孕期和哺乳期中形成气虚、血虚体质，这种体质便会遗传给孩子。孕妇产后身体没有得到较好恢复，睡眠不足，情绪不稳定，都会导致气血双亏。人在年老体弱时，自然的衰老也会导致气虚。

应该如何改善？

首先，气虚的人要补气避寒，平时要注意保暖，可以用生黄芪泡水喝，如果不易上火，可以加几颗桂圆；其次要补脾胃，脾胃差会导致气血两虚，所以平时可以多吃山药、黑豆、黑芝麻、牛肉、乌骨鸡等。

气虚的人还要适当运动，如健走、散步、瑜伽、舞蹈等，要尽量避免在晚上剧烈运动，因为这样会伤气、耗气。

　　女性月经量过多，也是气虚的表现，所以，经期前后要特别注意保养身体。气虚、血虚的女性，大多会存在入睡困难的问题，这种情况下，可以早晚各服用一勺玉灵膏，没有痰湿、湿热、血瘀体质的人还可以适当服用阿胶口服液，这些都有助于睡眠。

　　气虚体质的人最容易出现早衰症状。我还发现，不少女性一旦发现自己有衰老迹象，比如看到自己脸上出现一条细纹、头上多了一根白发，就会很焦虑。我一直倡导"养面相"，这需要内心平静且具备定力，也需要时间去慢慢沉淀。

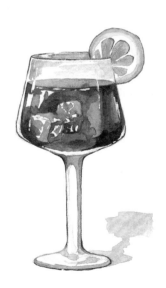

✿ 易过敏体质

特禀质是一种特殊的体质，这种体质的人比常人更容易出现过敏症状。这是一种由先天遗传、免疫力缺陷等因素造成的特殊体质，比较常见的表现是过敏性鼻炎、过敏性哮喘、荨麻疹、湿疹、皮肤过敏等，我称之为易过敏体质。

易过敏体质导致的疾病较多，但这不在养面的范畴，在此我不作详述。养面相，最重要的就是养好皮肤，针对易过敏体质的皮肤护理，我有以下几个建议：

• 尽量远离过敏源，比如花粉、成分复杂的护肤品、高蛋白食物等。

• 一年四季都要给皮肤补水保湿，秋冬季节只补水是不够的，还要补油，这样能改善干性敏感皮肤。

• 减少使用或不再使用卸妆产品，因为过度清洁会损害皮肤屏障，日常淡妆可以用含有氨基酸或火山泥成分的洁面乳进行清洁。

• 秋冬季节，干燥容易引发皮肤瘙痒、起疹子等问题，这个时候可以每天用左旋维C叠加身体乳涂抹全身，使皮肤光滑滋润。

• 尽量选择纯棉材质的贴身衣物。

• 注意保暖。

・保持健康的作息，每天适当运动，提升免疫力。

・很多人的易过敏体质是脾胃先天虚弱导致的，因而后天补脾胃是养生内调的重点。

・最后，性格敏感、思虑过度也容易伤及脾胃。所以，还是那句老话，改善体质的重中之重是养心。

✿ 平和体质

2021 年我在韬光养晦，专注于养生、修心、静心养面，因为我发现了真正有效的抗衰方法，其实就是内调和外养，基于此我创立了养心方和道生生。

养面的终极目标是养出"平和体质"，那究竟什么才是"平和体质"呢？

我在养面的过程中，时常观察我身边的女性，发现那些皮肤光滑白皙、头发浓密、五官舒展、体态良好的女性，都是气顺血足，且心情、身体状态俱佳之人。所以，我认为平和体质是一种身心合一、体质和性格都健康平和的状态，追求平和体质也就是追求形神和谐的中庸之道。

体态

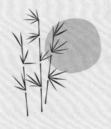

心态会影响体态

最近，我翻看自己近 12 年来的照片，发现我虽然不再年轻，但经过这几年的养护，我目前的状态反而比 10 年前更好，我也不再为年龄和容貌焦虑了。

我的面相上，有一些细节发生了明显的变化。比如，我的耳朵变得圆润了；我原本的肤色发黄且暗沉，化妆也掩饰不了，但现在我的面部皮肤和身体皮肤都偏白，且很有光泽；我的脸型也发生了变化，10 年前，我的脸型更瘦长，下巴的线条方且硬朗，当时我在报社工作，每天都很辛苦，面相也直观反映了我当时的处境和心态。现在，我的体重涨了几斤，脸上的肉比以前多一点，整张脸显得饱满了，下巴也变得更加圆润柔和。

与此同时，我的心态也发生了变化。年轻时的我性格莽撞，很有冲劲，但难免会显得急躁而肤浅，为此我走过不少弯路。最近十几年来，我不断地静心、学习、修行。如今的我情绪稳定，心态平和，没有什么执念，不强求他人，也不勉强自己。

所以，良好的心境和素养，最终会让一个人的外形与气质变得更从容。

性格是与生俱来的，很难改变，但我们可以通过积累智慧与修为，去控制、改善性格上的不足，这种正向循环的修行，让我在生活和事业上收获良多，也让我的外在面相发生了改变。

虽然很多道理我们都懂，但要做到知行合一，十分不容易。这十几年来，无论有没有人阅读和评论，我都坚持在社交媒体上分享自己静心养面的心得，记录生活中的点滴小事，以及自己的人生感悟，渐渐地吸引了一批与我同频的网友。一天，一个与我同龄的网友发来私信，说她认同我的很多观点，觉得我很有耐心，会解答网友们各种各样的困惑，也从我的分享中受益颇多。听了她的话我感到特别高兴，因为我现在的目标就是修小事，修"耐烦"，修"耐凡"，调整好自己，并与周围的人进行更多的分享和交流，互相学习，共同进步。

让人"瘦而不柴"的"5+2"饮食法

我身高 158 厘米，体重保持在 90 斤左右，体脂率维持在 20% 到 23% 之间，从上大学到现在，包括产后，这一状态已经维持了 20 多年。

有人认为吃不胖是天生的，我在生孩子之前也深以为然，但 30 岁之后，人体的新陈代谢明显减慢，很容易发胖。

我们家族有糖尿病史，我爸爸的 8 个兄弟姐妹都是糖尿病患者，糖尿病的遗传基因非常强大，所以十几年来，我都在有意识地控制碳水化合物和糖分的摄入量，并一直在用"5+2"饮食法维持体型的"瘦而不柴"。

"5+2"饮食法是一种毫不费力的轻断食瘦身法，如果能长期坚持，每周大约能减重 1 公斤，每个月大约能减重 3 公斤（这里所列的数字不是绝对的，具体减重情况因人而异，也会因体质、饮食、环境等因素而略有差异）。

这个方法就是每周用两天进行轻断食。我通常会选择周一和周四，或者某一天暴饮暴食了，第二天就进行轻断食，轻断食的当天，摄入的总热量控制在 500 至 600 千卡。

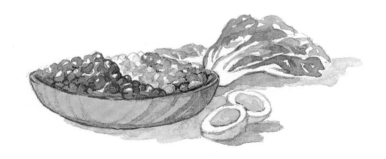

控制热量，可以按照下面的食谱安排一天的饮食：

早餐：黑豆浆 + 山药片；

午餐：红豆薏米粥 + 水煮蛋 + 白灼蔬菜；

晚餐：白灼蔬菜 + 苹果，为了帮助排便，可在餐后 1 小时喝一杯益生菌酵素。

这个食谱的热量正好符合轻断食的热量标准，养成习惯之后，你还可以依照自己的喜好自行搭配，其实有很多可选择替换的食材。

余下五天的饮食，可以适当增加碳水化合物的摄入量，多补充蛋白质，但依然不能过油、过甜、过饱。"5+2"饮食法执行起来并不是很难，容易坚持，它不仅可以帮助我们减肥、排毒，还能抗衰老。当然，一些体质较差或身患疾病的人不一定适合这个方法，请根据自己的实际身体状况去调整。

我的减脂小窍门

有不少人曾用我分享的方法成功减脂，在 3 个月内减掉了十几斤，很多人问我这个方法到底有什么秘诀，减脂居然如此有效，变瘦之余，连皮肤都变得更好了。

对于减脂，我总结了以下几个小窍门：

· 养成瘦子思维。一日三餐不要吃得太饱，八分饱即可。这也是比较有效的抗衰方式。

· 减脂期间，摄入的热量控制在自己基础代谢热量的 60% 到 80%，减脂期的前 10 天里，每天最好只摄入基础代谢热量的 60%，如果这一段时间的减脂速度很快，你会很有成就感，也更愿意继续坚持下去。

· 保持低碳水高蛋白的饮食习惯，多吃绿叶蔬菜。食物的烹饪方式尽量简单，少油少盐少添加剂，我推荐鱼饼、鱼面、牛肉等食物。

· 早餐可以选择摄入多种谷物蛋白。我推荐黑豆浆、黑芝麻、杏仁粉、山药片等食物。

· 戒掉零食。奶茶和各种垃圾食品，每周只有一天可以适当吃一些。

· 少吃水果。每天摄入的水果，总热量不要超过 50 千卡。

· 坚持早睡早起。保证良好的睡眠也能消耗热量，所以说，躺着也能瘦。

· 坚持泡脚、晒太阳、健走，这些活动都能有效提升基础代谢率。我不建议进行剧烈运动，也不建议在晚上运动。

· 保持良好的如厕习惯，让身体及时排毒。

· 与同样希望减脂的朋友一起行动，互相鼓励，持之以恒。

想成功减肥，先要有"瘦子思维"

在 40 岁之前，我从未想过减肥，体型也保持得相对比较好。40 岁之后，基础代谢率降低，很容易发胖。于是，我开始有计划地减肥，后来我发现，成功减肥的关键就在于拥有"瘦子思维"。

"瘦子思维"和"胖子思维"的区别如下：

·瘦的人吃饱的标准是"我不饿了"；胖的人吃饱的标准是"我吃不下了"。

·瘦的人大多对美食不感兴趣，吃东西只是为了维持身体功能的正常运转；胖的人对美食非常感兴趣，空虚、无聊、开心、郁闷时都喜欢吃东西。

·瘦的人认为，瘦意味着美和健康；胖的人认为，瘦意味着丑和不健康。

·瘦的人不饿的时候就不吃东西；胖的人不饿的时候会再吃点水果和零食。

·瘦的人享受轻微的饥饿感；胖的人觉得饥饿会让自己不适。

·瘦的人往往口味清淡、味觉敏锐，所以挑食，吃饭时的口头禅是"好油、好甜、好辣、好咸……"；胖的人往往很好养，不挑食，对零食和消夜如数家珍，尤其喜欢"下饭菜"。

•瘦的人觉得所有食物都含有一定量的碳水化合物，没必要非纠结于"吃主食"；胖的人觉得，如果某一餐没吃主食，身体就可能会出问题。

•瘦的人三餐按时按点，每一餐都不会吃得过饱；胖的人会间歇性节食，坚持一段时间又会暴饮暴食，所以减肥很困难。

•瘦的人中，有一类人从不运动，有一类人享受运动，但他们都不会为了减肥而运动；胖的人会为了减肥而办健身卡，却三天打鱼两天晒网，他们会被动地健身，之后又觉得很饿，不加控制地补偿性进食，渐渐成为结实的"胖子"。

•瘦的人吃东西时会提醒自己瘦不是天生的，要适可而止；胖的人吃东西时会暗示自己天生就是易胖体质，所以自暴自弃。

思维方式的确会影响人的身材，但你也不用对号入座，给自己太大的压力。每个人的体型、代谢能力和生活习惯都不同，而且审美是多样的，并不是只有瘦才是美。我尊重每个人的选择，开心健康最重要。

但如果你想减肥，不妨先转变成"瘦子思维"吧。

用阴阳思想来减肥

《黄帝内经》中说："阴成形，阳化气。"阳是主动、生发，主向上，是热的；阴则主静、凝固，主囤积，是冷的。在中医思想里，这是万物产生、发展和变化的基本规律。

一个人如果是健康的瘦，就会呈现出阳气足的状态。而一个人过于肥胖，不爱动，代谢紊乱，就是阴气过多、阳气不足的表现。

所以，想养出健康的易瘦体质，就要让阳气充足。

补阳气的方法如下：

· 五谷为养。在日常饮食中添加谷物、坚果类食物，减少精米白面，但脾胃差的人不要选择糙米等粗粮，容易消化不良。

· 每天坚持晒太阳和适量运动，微微出汗即可，晚上运动、大量出汗或疲劳过度都会消耗阳气。

· 坚持保暖，少吃寒凉的食物。

· 食疗补阳气。生黄芪粉、怀姜茶、玉灵膏都可以补阳气。

· 肚脐贴、足贴、艾灸、泡脚也可以补阳气。

· 保持心情愉快。阳气足的人乐观向上，看起来元气满满。阳气弱的人容易悲观气郁、失眠、患得患失。压力大的人容易"过劳肥"就是这个道理。因此保持好心情也有助于补阳气。

吃出好身材

瘦子是天生的吗？我认为，35 岁之前，胖瘦可能是天生的，但 35 岁之后，瘦是吃出来的。

我的闺密故里小姐与我年纪相近，身高相仿，她只用了 3 个月就瘦了 18 斤。她认为是改变饮食习惯让她减重成功的。故里小姐决定减肥后，很少吃精米白面，改吃粗粮，减少了碳水化合物的摄入量，并用简单的方法烹制奶制品、鸡蛋、鱼类、肉类、蔬菜等，日常只吃七分饱，最终减重成功。我观察过身边几位人到中年仍然能保持体型苗条纤瘦的女性朋友，发现她们的身材都是靠日常饮食习惯维持的，饮食和生活习惯确实能影响我们的体型。

以我自己为例。我平时很少吃主食，只吃适量的五谷杂粮、果蔬和肉类，日常饮食七分素，三分肉，而且基本不吃零食，对瓜子、巧克力、薯片等零食都没什么兴趣，不喝饮料，也很少吃蛋糕和面包。

30 岁以上的女性一定要控制糖分的摄入量，因为糖很容易让人发胖，而且，我近几年才知道，糖分会阻碍胶原蛋白的生成，加速皮肤衰老，让皮肤看起来黯淡无光。

世界公认的神经退行性疾病权威、医学博士戴维·珀尔玛特

（David Perlmutter）根据数十年的临床经验和实验室研究写了一本名为《谷物大脑》的书。他在书中写道："糖尿病的第三级是阿尔茨海默症，就是老年痴呆症，所以千万要关注家里患糖尿病的老人。但我们的传统观念只是让糖尿病患者减少碳水化合物的摄入，保持低脂的饮食方式，却忽视了麸质这种大脑杀手。麸质主要来源于面条、馒头、面包等面食。"所以，家族有糖尿病史的我，也会有意识地控制自己少吃面食。

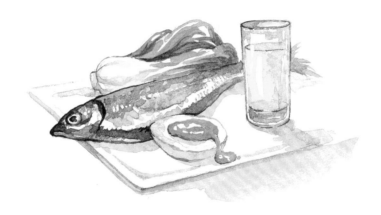

想瘦，还要戒掉高糖分的水果。现在，很多水果的味道和口感很好，但糖分却很高。我建议用蔬菜代替水果以补充维生素。有糖尿病家族病史的人要特别注意这一点。我平时很少吃水果，从中医养生的角度看，大部分水果偏寒凉，尤其是储存在冰箱里的水果。但我很喜欢吃各种蔬菜，这是我的抗氧化"零食"。

减肥期间，要少吃外卖食物。外卖食物一般口味很重，会添加大量的糖或其他调料，糖分很难代谢，吃多了也会导致肥胖。

自己做饭时，要做到少而精，除了调整饮食结构，还要注意少食多餐。用餐时，可以实行分餐制，这样不容易浪费，操作简单，还能控制摄入量。

在外出吃饭时，环境至上。我的朋友都了解我的脾气，知道我不是吃货，但喜欢环境宜人、摆盘精致的餐厅。其实，对我来说，外出吃饭时，食物不是重点，我更注重食物之外的东西。我所看、所听、所感、所食都是美好的，日积月累，整个人的面貌也会变得不一样。

说话要放慢语速，吃饭也要细嚼慢咽。

总有人说自己吃不胖，其实这可能是因为肠胃不好，营养难以吸收，要么就是尚且年轻，代谢较好。35岁之后，想瘦下来，改变饮食习惯才是最佳的方案。

想增肌，请动起来

减肥时，还要注意增肌。

身体中的肌肉含量高，可以提升热量消耗的速度，还可以加速新陈代谢。要养成运动的习惯，不能只有三分钟热度，平时要抓住机会能动则动，收拾房间、打扫屋子、散步等也是动一动的好时机。

重视肩膀出现的老态

养面，其中一个重要的部分是保持良好的体态。我认为好的体态是身体舒展、仪态大方。

随着年龄的增长，人的体态会出现不同程度的衰老。在一档综艺节目里，女主持人的一句话让我印象深刻，她说："人老，先老肩膀。"这句话我很认同。

我观察同龄人，发现很多人都是从肩膀开始出现了老态：他们的肩膀或背部开始变得厚实，显得脖子短了，甚至长出了富贵包……

其实，女生穿衣服是否好看，姿态是否优雅，肩膀起到了决定性作用。

经常有"粉丝"问我："朵朵妈，我和你的身高、体重都一样，可为什么穿衣服就是不好看呢？"问题可能就出在肩膀上。

我的肩膀宽38厘米，平直且瘦，锁骨明显，所以穿衣服很有优势。

一般来说，圆肩或者三角肩（溜肩）会显得人的胳膊比较短。头肩比例较差，撑不起衣服，让人显得不够潇洒大方。

标准的头肩比例有一个公式：肩宽 = 胸围 /2 - 4。

举个例子，如果你的胸围是84厘米，那么标准肩宽就应该是38厘米。

肩膀形态不好，与生长发育期的不良习惯、肩背的核心肌肉群无力都有关系。成年后，可以通过运动进行改善，当然，这需要一定的时间。

如果经济条件允许，你可以请私教带你做一些针对肩颈的瑜伽练习，从而调整肩形。此外，我推荐一本图书，名为《身材管理：居家、办公都能做的小角度运动》，这本书里有很多针对身体局部的矫正方法，干货满满，简单易行。

抗衰

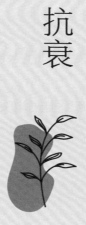

抗衰的底层逻辑

中年女性往往皮肤松弛、体态臃肿、眼袋下垂，这是因为肌肉的走向出现了问题。

但是，为什么相同的年纪，有些人的皮肤看上去紧致、有弹性，下颌线清晰，而有些人的皮肤看上去没有弹性，还有双下巴和明显的小肚子呢？

据我分析，通常是因为遗传基因和生活习惯上的差异，但根源其实是脾虚。

我脾胃虚弱，因而很早就开始养脾。脾虚的人有几个特点：因为很难吸收食物中的营养，儿童时期较为瘦弱、个头不高；脾虚的女性生育后容易发胖，尤其是腹部，虽然体重不算重，但体脂率高，因基础代谢率低，脂肪和水分很难被代谢掉，即便运动，也很难将它们转化为肌肉。

脾相当于身体的物流系统，它会把优质的营养输送到需要的部位，并把多余的脂肪、水分、毒素排出体外。但脾虚的人脾功能会大打折扣，营养难以被吸收，毒素排不出去，脸部多余的脂肪和水肿无法被消解，因此很容易出现皮肤松弛和眼袋下垂等一系列问题。

所以，解决问题的根本是补脾，这样才能真正解决眼袋下垂、皮肤松弛、身体水肿等问题。

我推荐需要补脾的人服用参苓白术丸，其中的人参能提高身体代谢率，而茯苓利水渗湿，我服用参苓白术丸后，效果十分明显，皮肤的确变得紧致了。此外，对脾虚的人来说，山药、茯苓和葛根粉也是很好的食物，这三样东西可谓药食同源、老少皆宜。山药温补脾胃，但不适合容易便秘的人，茯苓美白、利水，葛根可以瘦身。每天取茯苓粉、葛根粉各30克，加在牛奶或豆浆里，搅拌均匀后饮用；也可以在煲汤时放一些葛根或者茯苓，长期

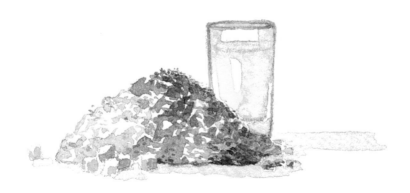

食用，有瘦身美容的效果。

中医的养生理念是预防胜于治疗。找到身体出现问题的根源，并对症下药，才是解决问题最有效的方法。

抗衰，需要在平凡的生活中日益精进。要想保持年轻，需要有耐心，并享受当下。许多看似琐碎的日常习惯，如果能够坚持，会让你呈现出更美好的样子。

抗衰的精神内核

我经常呼吁，在日常生活中，不要给自己贴标签，不要总说丧气话，也不要总是抱怨、伤春悲秋。

我发现，经常抱怨、说丧气话的人，脸很容易垮。因为思虑过度会伤肝、伤气血，进而导致脸的状态变差。所以，过得不顺遂时，更要意气风发，还要多出去走动，这样才能慢慢改变自己的整体状态。

我的父母都七十多岁了，他们没有做过什么医美项目，也没用过昂贵的护肤品，虽然脸上有皱纹，但精神面貌积极向上，看起来比同龄人显得年轻。他们有很多兴趣爱好，穿搭得体，还喜欢喝早茶、拍照片、打麻将、练书法、玩乐器、钓鱼……经常为了一些小事而哈哈大笑，心态非常乐观。

许多未老先衰的人，其实是精神先垮了，失去了震住心神的能力，所以身体和面容也随之变垮。

其实，真正有效的抗衰方法并不是去皱、填充、拉皮等医美手段，而是守住心神，养出精气神。

训练表情，女性抗衰的第一步

如果你不经常给自己拍照、拍视频，就很难发现表情对面容的影响。你在家里做家务、放松自我，或者与朋友聊天说话时，可以用手机给自己拍一段视频，通过视频，你可能会发现，你的面容、表情、说话方式可能都有些紧绷，表情不太自然，嘴角有些下垂，语速极快，一脸急躁，给人一种不平和的感觉。

因此，我认为抗衰的第一步，是学着训练自己的表情，放轻松，眼神柔和，保持微笑，说话时放慢语速，清晰地表达自己。

太阳穴和眼部有凹陷怎么办?

微信群里经常有朋友请我看她们的皮肤，我发现，她们中有不少人的太阳穴和眼部都出现了或多或少的凹陷。

这样的人大概率都有以下特征：

要强，奉行完美主义，容易产生心理内耗，容易纠结，爱操心，常常会透支身体，有神经衰弱的问题且睡眠质量差。

我们可以通过医美手段来改善这两个地方的凹陷，在修身养性方面，我们要提醒自己慢一点、静一点、放松一点。把连续三个月都能睡好觉当作重要的事去做，少喝咖啡，多补充蛋白质。

长期坚持下来，你会发现自己的心境有所好转，容貌也会随着性情的改变而改变。

减缓衰老的 8 个饮食习惯

· 要经常在安静、雅致的环境中吃饭，在潜意识里养成"喜清厌浊"的习惯。

· 多吃"干净"的食物。"干净"的食物指的是清淡的食物。

重口味的食物可以偶尔吃，但食用过量容易影响消化系统，而"干净"的食物易于消化吸收，能养出"干净"的面容。

•尽量不吃内脏等惰性食物。所谓惰性食物，是指那些食用后会让身体变得倦怠、沉重，且对身心有害的食物，食用这类食物后会影响身体和面容，所以要少吃。

•少吃容易让人感到口渴的食物。辛辣油腻的食物、添加剂繁多的零食会让我们口干舌燥，而中医养生提倡"生津"，这样脾胃才会好，皮肤才能有光泽。

•一日三餐只吃八分饱。很多营养专家都提倡早上吃饱、中午吃好、晚上吃少，但我在实践过程中发现这条建议很难执行，很容易变成早上过饱、中午不饿、晚上暴食。我更推荐一日三餐都保持八分饱的状态，这样可以更好地控制饮食。

•随着年龄的增长，要逐渐减少高碳水食物的摄入量。所有的食物都有碳水化合物，只不过含量有高低之分。随着年龄的增长，应该慢慢调整日常的饮食结构，少吃碳水含量较高的精米白面，饮食结构均衡，才能慢慢养出精气神。

•适度抗糖，少吃甜食。糖化皮肤容易长痘，会变得干燥发黄，糖分还会让脸部的胶原蛋白断裂，进而加速衰老。我并不是让你完全戒掉糖，而是让你尽量少吃，浅尝即止。

•吃什么食物并不重要，吃饭时的心境很重要。吃饭的时候要专心致志，不要和自己厌恶的人一起吃饭，也不要生着闷气、带着情绪吃饭。

以上都是我的心得，长久坚持，你的面容会慢慢得到改善。

延缓衰老的 9 个要素

遗传

在 40 岁之前，我妈妈皮肤黑黄、身材干瘦。40 岁后，她的外在发生了很大的改变——长胖了，也变白了，皮肤变得饱满了，整个人的气质变得很不一样。她现在 70 多岁了，看上去比实际年龄年轻不少。我的外貌也在 33 岁生完孩子后发生了一些改变——皮肤比以前白了，五官轮廓更好看了，气质更加柔和了。排除遗传因素之后，我发现是下面这些因素让我和妈妈的外在都发生了改变。

少操心

对专业和工作以外的生活琐事，我不拘小节，也不要求完美，可以说是得过且过。我请了钟点工阿姨来操持家务，而我只负责夸她做得好。我们家里的大事一般都由我先生处理，我不太操心。根据能量守恒定律，家庭关系中如果一方能力很强，那另一方就相对轻松一些。要学会张弛有度地处理生活琐事，给自己留一些时间和精力，去健身、种花、画画、旅行，多做些能陶冶情操、让人心情愉悦的事情。

好好睡觉

能做到早睡早起是最好的，如果做不到，就要尽可能地提高自己的睡眠质量。

睡眠不好的原因有很多，较为常见的是阴虚火旺、肝气不舒、气血不足等。我推荐睡眠不好的人用疏肝解郁泡脚方，每晚9点左右，用这个方子泡脚（20分钟即可），在睡前戴上蒸汽眼罩，并在眼罩上滴两滴艾草精油，保持平心静气，闭上眼睛，这样很容易入睡。

清淡饮食

四十几年来，我的脸上和身上几乎没有长过痘，所以我年轻时虽然皮肤不白，但毛孔很细腻。我一直注意清淡饮食，做饭时注重还原食材的本味，调料用得也很少。而吃素食并不是故意为之，我妈妈、我和我女儿，都不喜欢吃肉，喜欢吃各种绿叶蔬菜、瓜果、菌类。但是，日常吃素较多的人，要注意多食用鸡蛋、坚果、谷物、牛奶等补充蛋白质，这样皮肤才有弹性和支撑力。

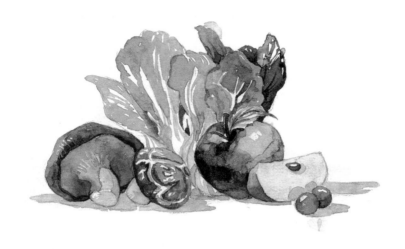

保持运动的习惯

现在的医学美容技术很发达，脸蛋光滑、皮肤紧致的女性比比皆是。但是，我们不会用网上的自拍照判断一个人有没有气质，我们会看这个人在生活中的整体状态，因为身体的年轻态比脸上的"少女感"更重要。如果一个人面部皮肤紧致，没有皱纹，但身上有富贵包，肩背很厚，胸部下垂，身材臃肿，看起来也会显老。

尤其是生育后的女性，她们维持体态比年轻时困难得多。此外，人虽然不能太胖，但也不能太瘦，因为我们需要有一定的肌肉来支撑身体。所以适当的运动对维持体态的年轻感很重要，它能提升人体的基础代谢能力，保持气血通畅，让身体更轻盈。

懒惰是抗衰老的阻碍之一，很多人因为懒惰而无法坚持运动，因此一定要选择自己真正喜欢的、不枯燥的运动项目。我每天都会运动1小时，健走、芭蕾、瑜伽、尊巴……轮番上阵。不必拘泥于运动的形式，贵在坚持。

保持"少女心"

对世界失去兴趣，没有爱的能力，对一切心如止水，这些也是衰老的标志。"少女心"不同于"少女感"，它体现的是你对这个世界的感知能力。在日常生活中，因为一件小事而雀跃开心，喜欢追剧、看小说，看到长相帅气的男孩会很高兴，喜欢尝试新鲜事物，不惧怕新的尝试和新的挑战，都能有效地延缓心理上的衰老。

屏蔽一切让你烦恼的事物

曾有一个网友问我："如果你讨厌一个人，要如何与对方相处呢？"其实方法很简单，那就是"敬而远之"。每个人都有自己的小宇宙，对这个小宇宙之外的人和事，要做到不关注、少留心、不参与、少交集……尽量屏蔽那些可能令你心情不好的人和事，把时间留给值得亲近的人。

单眼皮比厚双眼皮耐老

我认真观察过很多人，发现单眼皮或内双眼皮的人，比双眼皮的人要更耐老。因为长双眼皮的人上眼睑脂肪偏厚，随着年纪的增加，我们脸上的胶原蛋白会流失，眼窝容易出现凹陷；而单眼皮或者内双眼皮的人，30岁以后眼部轮廓反而变得清晰立体。所以我不建议单眼皮的人去做双眼皮手术（尤其是全切型的），做了这种手术，上了年纪后极有可能会后悔。

学会护理眼睛

人们都说眼睛是心灵的窗户，眼睛对一个人的重要性不言而喻。因此，护理眼睛也是抗衰老的重要功课，要尽量减少眼部皱纹，预防眼袋和泪沟。眼部皱纹可以通过去正规医美医院注射肉毒素消除，但过量的肉毒素会让皮肤变得僵硬，做表情时显得很不自然。如果为了去皱而失去灵气，反而得不偿失。

眼部最显老的状态是出现眼袋、泪沟。想要防患于未然，就要保证充足的睡眠，要用适合的眼霜进行眼部护理，晚上9点后不要喝太多水。日常做眼部按摩和刮痧对预防眼袋和泪沟也有一定的效果。

如何延缓皮肤的衰老？

延缓衰老，是一个全身性的综合问题。

拥有健康的身体是基本条件，其次，皮肤和内脏之间有极为密切的联系。

皮肤是一面镜子：身体健康的人通常面色红润，容光焕发；而体弱多病的人则皮肤暗沉发黄，容易出油长痘，也容易长皱纹。

但是，很多人总想用偷懒省事的方法延缓皮肤的衰老。不少人会囤很多护肤品，或者毫不犹豫地花很多钱做医美，却很难有耐心通过养生、食疗、调理、进补等花费很少但更为有效的方式去护理皮肤。

我经常对"花粉"说："不要试图用护肤品解决所有的皮肤问题，护肤品只能锦上添花。"并且，延缓皮肤衰老真正难的不是要做什么，而是不做什么。比如，不生气、不熬夜、不吃垃圾食品。

每天带着愉悦的心情醒来，才能保持良好的健康状态。

抗衰老的美容觉

一个人脸上的胶原蛋白变少了，除了年纪增长，也可能是长期睡眠质量差引起的。

如果想在短期内改变面相，最有效的方法就是保证充足的睡眠，早睡早起，尽量提升睡眠质量。

拥有良好的睡眠会让人的心态、情绪和心境都发生改变，整个人也会因此变得宽容、温和。但如果长期熬夜，用什么方法弥补都没用。

如果把人体比作一块蓄电池，白天工作是在放电，晚上睡觉便是在充电。

如果晚上只充了50％的电，白天却要释放100％的电，那剩下的50％从哪儿来呢？只能从五脏借。

以前，五脏被称为"五藏"，"脏"通"藏"，是贮藏的意思，藏的就是人体的精华。

晚上熬夜，白天总需要跟身体借能量，所以很多人年纪轻轻身体就垮了。

人的身体都垮了，脸能不垮吗？

如果能够保证每晚10点半入睡，早上7点半起床，做适量运动，再配合富含谷物和蛋白的营养早餐（蛋白质对脸部皮肤的弹性非常重要），坚持两个月，你的脸部轮廓很快就可以恢复紧致。

如何避免"发腮"？

所谓"发腮"，是指随着年龄增长，人的皮肤松弛，导致脸变宽变大的现象。

从侧面看，"发腮"后下颌线不甚明显，甚至会出现双下巴；从正面看，脸型会变宽，下巴会变短。

"发腮"是人在衰老过程中不可避免的现象。很多明星都避免不了，普通人更是如此。

而人之所以发腮，原因有两个：

一是衰老导致皮肤松弛，二是湿气重，基础代谢率低，导致面部水肿。

一般情况下，这两个原因会互相影响。

我本身皮相"很肉"，脸看起来又方又短，是容易"发腮"的脸型。但是，近十年来我的保养习惯很好，这才让"发腮"的问题得以延缓。在我看来，有一个简单却非常考验意志力的方法，能最行之有效地防止"发腮"，那就是保持稳定的体重和体脂率，因为忽胖忽瘦会让脸部轮廓发生变化。这句话说起来简单，但需要从各个方面对自己的饮食结构和生活方式进行调整，达到理想的身体状态。

女性的发际线保卫战

脱发、白发、肥胖可以说是中年女性变美路上的三座大山。

微信群里的一个朋友曾让我帮她设计发型，老实说，她的发际线太靠后了，发质细软，又油又少，很难打造出好看的发型。

那么，我们的发际线为什么会后移？头发为什么总是很油？头顶的头发为什么越来越少呢？

这可能是因为体内的雄性激素过多。

雄性激素过多会让身体出现下列问题：

- 多囊卵巢综合征；
- 长胡子，除头发以外的体毛突然增多；
- 脸上出油多，容易长痘；
- 胰岛素升高。

如果你有以上这些问题，可以留意一下，自己在饮食方面是不是有这些特点：没有节制，喜食精米白面、甜食，口味偏重。如果有，就需要先从饮食方面进行调整了。

也可以分别从西医和中医的角度，进行适当的营养类药物补充。

西医可能会给出下面的疗法：

·在医生指导下服用 5α - 还原酶抑制剂；

·补锌，提高免疫力；

·补充维生素 D、ω-3 脂肪酸、维生素 B_2，进行一段时间的生酮饮食或者轻断食，使胰岛素恢复正常水平。

中医可能会给建议用疏肝解郁的方子或温胆汤泡脚。

除此之外，我们还可以通过食疗予以改善：

·多吃富含大豆异黄酮的食物，如豆制品、葛根、石榴、洋

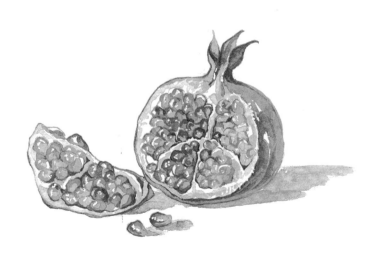

葱等，这些都是天然的能调节雌激素和内分泌的食物。

· 多吃黑色食物补肾气，如黑芝麻、黑豆、桑葚等，鹿精蛹虫草膏也是不错的选择。

· 控糖，减少糖分的摄入。

其实，其中的道理大家都明白，只是很多人并不注重自己的容貌，也没有意识到容貌对人生的影响，并不认为自律是很重要的事，对需要长期坚持的事情没有耐心，时常希望吃颗神奇的药就能变漂亮。但要知道，并不存在这样的捷径。

如何让发量增多？

超过 40 岁的女性大多都有脱发、长白发的烦恼。头发直接影响我们的外形，所以我从小就特别注意护理头发。现在我已经46 岁了，依然头发浓密，没长白头发，也没有发际线上移的烦恼，这全都得益于多年来日复一日的精心呵护，下面的"干货"都是我在实践中得出的经验。

· 注意补充胶原蛋白。头发 80% 的成分都是胶原蛋白，缺乏胶原蛋白，头发会干枯易断。大多数人的脱发其实是熬夜、睡眠不足造成的，而胶原蛋白中的氨基酸有安神静心、促进睡眠的作用。

- 自带洗发水、护发素去理发店洗头，这样头发可以得到更好的护理，而且性价比很高。
- 每个月到专业的护发机构做两次护理。
- 不要染发，黑发比其他发色更显浓密，也更适合亚洲人。

可以尝试使用卷发器烫发。我平时会用卷发器打理头发后再出门，只需 5 分钟，就能让头发变得蓬松，发量看起来就多了。

女性在生育后，由于气血双亏、肾气不足，加上哺育孩子带来的巨大压力，早生白发和脱发的情况都比较普遍，所以一定要及时补气补血，并保持心情舒畅。

我有一个让发量翻倍的饮食调理方案，只需两三个月，就能看到成效，这个方案如下：

1. 在 250 毫升左右的温水中加入 20 克黑豆浆和 2 勺黑芝麻粉，搅拌均匀，每天当作早餐或下午茶喝 1 至 2 杯；

2. 每天吃一点山药片或者喝一点用山药煲的汤。

此外，每周艾灸 2 至 3 次，主要是艾灸肾俞、命门、关元、三阴交和涌泉穴。如果不方便艾灸，可以在阳光好的时候晒晒后背，并在涌泉穴贴艾灸贴。这些简单有效的方法，可以起到补肾气、补阳气的作用，能有效减少脱发。

坚持运动，保持营养均衡，维持稳定的体重，忽胖忽瘦、身体状态不稳定，也会导致发质枯黄和脱发等问题。

还要注意，不要太过焦虑，保持好心情，做事不要急躁，避免肝火太旺。使用上述的方法，持之以恒，要相信，浓密的头发一定可以养出来。

如何治疗白发？

一次，我们创业群的同学聚会，一位女同学问我："为什么你的头发这么多，却看不到白头发呢？"我发现她身材消瘦，头发细软偏黄，这一般是身体亏虚、脾胃不好导致的。

治疗白头发，我们要先了解白发产生的原因，然后对症下药。

除了自然衰老之外，长白头发的原因一般有四种：

1. 身体亏虚：肝肾不足，肾精不足，肝血不足，血虚等。

针对这种情况，治疗的重点是补肾气。

每天要早睡，学会给自己减压，坚持用疏肝解郁汤泡脚。饮食方面，可以每天饮用黑豆浆，并搭配黑芝麻粉或杏仁粉，早晚空腹服用两勺鹿精蛹虫草膏。

2. 身体湿盛浊重：湿气重，痰浊多，脾胃虚弱，运化不力。

针对这种情况，我们要养脾胃、除痰湿。

补脾胃和除湿气最适合食用黑豆浆和山药片，每天可以喝

1至2杯黑豆浆。

　　忌吃生冷、辛辣食物，坚持艾灸，温养身体。每天用温胆汤泡脚，早晚空腹服用两勺玉仁玫白膏。

　　3.身体的气血不流通，即血瘀。

　　针对这种情况，重点是通过保暖和运动促进血液循环。

　　每晚坚持睡前泡脚，如条件允许也可以用中草药泡澡，服用玉灵膏。

　　经期前几天可以用桃红四物汤泡脚。

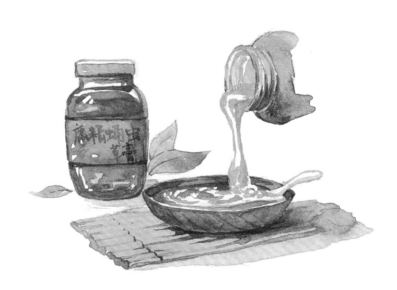

4. 血热、阴虚火旺。

针对这种情况，重点是早睡养阴。

保持情绪平和，不焦虑、不暴躁。

不吃冷冻食品，不吃辛辣油炸食物，多吃滋阴清热的食物，如燕窝、桃胶雪耳等。

每晚坚持用疏肝解郁汤泡脚，晚上不做剧烈运动。

还可以服用逍遥丸、玉竹薄荷膏。

冰冻三尺，非一日之寒。治疗白发不会有立竿见影的效果，如果同时出现两种以上的症状，那么对症治疗的过程至少需要半年。

不长眼袋的秘密武器

很多人都夸我长得年轻。我观察了很多人的脸，发现我显得年轻主要是因为我没有眼袋。眼袋是女性显得衰老憔悴的主要原因之一，且眼袋一旦长出来就无法修复，只能通过手术祛除，但有一定风险，所以预防胜于治疗。

我在网上看过某些护肤博主的帖子，他们都推荐使用眼霜、眼膜或者拨筋来祛除眼袋。

其实这些方法的作用不大，只能暂时缓解，过不了多久眼袋可能又会恢复原状。而且这样对待眼部细嫩的皮肤反而更容易出现皱纹，继而加重眼袋和泪沟的问题。

　　其实，充足的睡眠、睡前做眼部按摩都能有效预防眼袋，还有很重要的一点是，睡前千万不能喝太多水，否则容易导致眼睛水肿，久而久之就会出现眼袋。

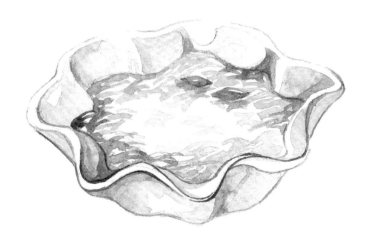

举起医美大旗，向抗衰行进

我曾看到一位网友问：为什么我的脸上明明没有皱纹，却不显年轻呢？

这是因为到了一定年纪后，皮肤会变得松弛、下垂，脸部轮廓会有些许改变，再加上出现了眼袋、泪沟、法令纹等，以及下颌角、苹果肌下垂，面部的很多细节部位都会有些位移，会在整体上呈现出年龄感。

此时如果你求助医生，他们通常会给你推荐超声刀、热玛吉等激光类医美项目，或者推荐你做面部皮下埋线等项目来改进脸部轮廓，以及用玻尿酸填充脸上的凹陷部位。这些项目的抗衰思路是正确的。

30岁上下的女性，刚进入初老状态，适合做医美。但我想特别提醒大家，医疗美容是一种养护容貌的辅助手段，并不需要等真正衰老了再去做，在28岁左右的初老年纪就可以开始做适合自己的项目，并花心思保养。

需要特别强调的是，一定要在正规医院，让具备相关资质的医生来操作，千万不可以贪图便宜，在没有医疗资质的美容院或私人工作室进行，这样风险很大，可能会造成不可逆的损伤。

同时，也有不少人觉得，有一些很受人追捧的激光类项目，对自己似乎无效，这是为什么呢？

我想，可能与你的生活方式有一定的关系，我们尽量不要熬夜，因为如果身体里的蛋白质或胶原蛋白太少了，即便用仪器进行刺激，胶原蛋白也无法生长，身体营养不良，做什么医美项目都没用。所以要注意适当调整生活方式。

比如，我建议你把早餐常见的粥、粉、面、饭等主食，换为更健康的坚果谷物、蛋白、牛奶、鱼类。这样长期坚持，会有利于你的皮肤恢复弹性。

保持你的"无感蒸发"

中医里有个说法叫"无感蒸发"，意思是我们身体里的水分除了通过排泄、流汗等方式排出身体，还会悄悄地通过皮肤蒸发代谢，把人体内多余的废物排出去，这种现象就叫"无感蒸发"。

假如把人体比作蒸炉，火太旺就会将水分蒸发干，而如果火力不足，水分则不能被身体吸收。

无感蒸发强的人，一般皮肤的水分、弹性和紧致度都很好。那什么样的人无感蒸发强呢？有两个较为重要的因素，一是脾胃好，二是基础代谢好。

想要脾胃好，人就不能思虑过度，不能吃冷饮和垃圾食品，日常要多吃那些可以调理脾胃的食物，好吃又温补的食物首推山药。建议大家可以买一些山药粉、山药片等，每天和黑豆浆一起冲泡后当早餐吃。

人到中年，想要提高基础代谢，要做到以下几点：

• 一年四季都要给身体保暖。

• 坚持每天运动一小时。

• 补充蛋白质。大部分中国人的饮食结构都是高碳水、低蛋白，日常饮食中的蛋白质摄入量大多不足，所以要及时补充。

• 避免熬夜、压力导致的激素分泌紊乱。

• 杜绝重口味饮食，戒掉消夜。

• 平时多泡脚、泡澡、汗蒸，排出体内的湿气，提高基础代谢。

• 祛除黏液性水肿。基础代谢率低或者患有甲减的人，体内的糖胺聚糖（也叫黏多糖）会比常人多。糖胺聚糖与水结合在一起，就形成了黏液，也叫痰湿。痰湿体质的人更容易出现水肿，皮肤也会显得没有弹性。在日常生活中，我们可通过适当的运动来提高身体的基础代谢能力。

《黄帝内经》中的抗衰理论

我认为《黄帝内经》是一部博大精深的医书、养生书、天文地理书、哲学书。这本书涵盖的范围太广，又是用文言文写的，且年代久远，很多人可能看不懂、读不通，在资讯繁杂的时代，这本书似乎已经逐渐被人遗忘。

我在研究女性的抗衰和静心养面时，发现《黄帝内经》的《素问·上古天真论》中有一段对人类的衰老过程及其表现的描述，书中指出情志、起居、饮食方面的失衡，以及纵欲、过劳等问题是加速人类衰老的重要原因。

此外，这本书还系统性地提出了抗衰防病的养生理论基础，那就是"法于阴阳，和于术数，食饮有节，起居有常，不妄作劳，故能形与神俱，而尽终其天年，度百岁乃去"。这段文字十分简洁，却抓到了重点，大意是只要我们遵循上述方法，就可以延年益寿、平安喜乐。针对这一理论，我有下列几方面的解读，在这里分享给大家。

第一，天是一个大宇宙，人是一个小宇宙，天人要合一。

我们要遵循自然界的变化和规律安排起居生活，比如要日出而作、日落而息，要依从四季生活，春要生，夏要长，秋要收，冬要藏……长期坚持，就会拥有健康的体魄。但是，生活在现代社会，诱惑太多，很多人沉迷于物质上的享乐，与自然规律相悖，仿佛鸡蛋碰石头，透支了自己的健康，所以容易头发早白、气色晦暗，也很难长寿。

第二，要保养精神。

《黄帝内经》中提及："人有五脏化五气，以生喜怒悲忧恐。"大部分女性的生理疾病都由情志产生，生气、郁闷、悲伤、隐忍不宣，七情过盛，精神上长期受到不良刺激，就会让内脏功能紊乱，致使气血不和，阴阳不调，最终引发早衰和各种妇科疾病。

第三，要坚持运动，但不要过度运动。

锻炼身体要"形劳而不倦"，就是说我们要坚持运动，但要适可而止，不能伤到元气。

第四，要饮食有度，营养均衡。

即使偏好某一类食物，也不能过度食用，否则会引起气血阴阳的偏盛或偏衰。在《黄帝内经》出现的年代，虽然没有针对食物的科学研究，但《黄帝内经》中也提到了饮食要均衡，要不偏不嗜，不辛不辣，不燥不腻，粗细结合。

第五，要保持肾精的充盈。

对现代女性来说，保持肾气、肾精的充盈才是抗衰老的关键，因为肾精的盈亏会影响人的生长发育、衰老和死亡。

第六，要提前预防疾病。

中医与西医有所不同，中医尤其注重防患于未然。我们的身体自带一股正气，这是保护我们身体的一股能量，这也就是西医术所说的免疫力。当一个人的正气不足时，就会被邪气入侵。所以在日常生活中，除了要提高身体的正气，还要在病邪轻浅时及时治疗，以免形成大患。

以上6点其实并不难做到，因为并不需要我们投入太多的财力与物力。

当然，做到以上6点也并不容易，因为这需要你心静，能抵抗诱惑，而且，良好的生活习惯要长期坚持。

氛围

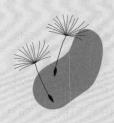

找到属于你的独特审美

我曾经看过这样一段话："把自己的优点写下来，越详细越好，然后观想它，赋予它一个人格化的面容，让它成为你生长的支点，把它养大，直至破茧而出。"我把这段话转发到社交媒体上，引起了很多人的关注，经常有"花粉"问我这是什么意思。

其实这也是我从小就在使用的自我成长方法，让我受益匪浅。姿色平庸的女孩在这个世界上占大多数，但为什么有些人的五官、身材都很普通，看上去却会让人感觉舒服、赏心悦目？一方面是因为她们擅长对自己的外在进行"扬长补短"，另一方面是她们懂得营造氛围感。那究竟该怎么做呢？

第一，要把自己的优点写下来，越详细越好，或者记录下你自我感觉良好的瞬间和别人赞美你的话，渐渐地你就会找到属于自己的特点和风格。

第二，找一个参照对象，可以是明星、影视作品里的人物，也可以是小说里的主人公。这个参照对象要与你有一些共同点，比如我小时候喜欢的女明星是张曼玉和林青霞，她们年轻时的风格较为文艺、清冷。我经常留意她们的穿着打扮和行为举止，看得多了，就能掌握营造那种气质和氛围感的技巧。

在我年轻时，不能像现在这样便捷地看到明星们在各种社交媒体上展现自己的状态，所以我就从小说中寻找可以参照的对象。上中学时，我曾以琼瑶小说中的女主人公作为审美参照；大学毕业后，我又迷恋上亦舒小说里的女主角，她们通常都身着白衬衣、卡其裤，这种清丽脱俗、文艺冷清的审美风格至今还影响着我。

参照对象当然也会随着年龄而变化，但是万变不离其宗。你的审美会伴随你一生。渐渐地，我也变成了自己想要成为的那个人，找到了自己独特的风格。

拥有自然的素颜美

一次，我和摄影公司讨论新品拍摄的事，一位工作人员凑到我面前问："云小姐，你的皮肤看上去又白又透，看起来不像化了妆，你到底有没有化妆、涂粉底液呢？"

我是一个重视护肤保养多过化妆的人，崇尚素颜美。如果你也追求素颜美，可以参考我的方法。

　　我已经人到中年，皮肤状态与年轻的小姑娘自然不能比，如果皮肤有细纹就很容易卡粉，所以我对涂粉底液很谨慎。我的皮肤一直保持得不错，也不需要遮瑕，所以我平日里外出都会使用精华油、养肤素颜霜和透明的定妆粉，然后描个眉、涂个唇釉，这样就算化妆了。

　　我有很多护肤心得，笼统来说，要想拥有天然的好肤质，最重要的是"保润泽"和"补气血"。

　　·关于保润泽：

　　时下很火的"以油养面"，是很好的护肤方法。对此我有自己的秘方，几年前我就开始进行以下护肤方法。

　　每天晚上洁面后，先用纯露喷雾水，然后涂美容油，作为精华使用。

　　敷油膜，即用美容油叠加补水面膜。

　　使用美容油后以刮痧板刮脸，给脸部做淋巴排毒按摩。

　　将花生米大小的素颜霜用手心的温度乳化，然后涂在脸上充当美白保湿面霜。

　　·关于补气血：

　　除了多喝温开水，还可以饮用补气血的生黄芪养生茶，它非常适合用来祛黄气和治疗血虚。

　　当归也是一味很好的补气药材，可以活肤祛斑，不过泡水

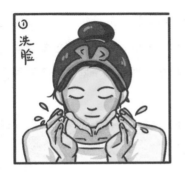

① 洗脸

我的晚间护肤

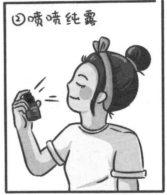

② 喷喷纯露

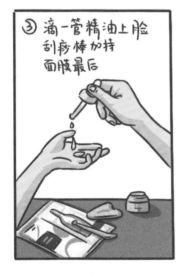

③ 滴一管精油上脸
刮痧棒加持
面膜最后

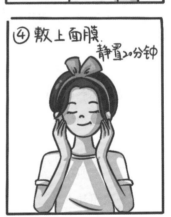

④ 敷上面膜,
静置20分钟

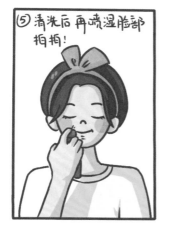

⑤清洗后再喷湿脸部拍拍！

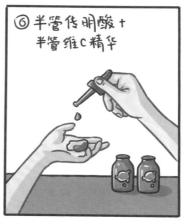

⑥半管传明酸+半管维C精华

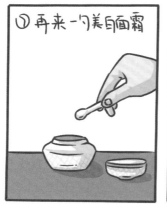

⑦再来一勺美白面霜

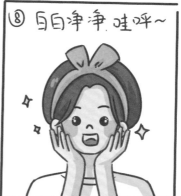

⑧白白净净 哇呼~

太难喝了。可以用当归纯露作为保湿水，它活肤和润泽的效果比一些功能复杂的护肤品好。

其实，所谓素颜美，并不是要展示自己有多年轻、多会保养，而是素颜时看起来气色自然而健康。

不再甜美时，如何提升氛围感？

经常有"花粉"问我："年轻时我是甜美的少女脸，40 岁后如何降低这种甜美，通过营造精致的氛围感，来修饰五官与气场的不足呢？"

我的回答是保持面部的温润感。

长相甜美的女性，人到中年后，皮肤缺少了胶原蛋白的支撑，会老得快。所以，我经常说要静心养面，通过调息、内修、养生，逐渐地把五官和面部轮廓养到最佳状态。所谓五官舒展、温润如玉，其实就是年轻时长相甜美的女性人到中年所展现出的样子。

日常穿搭要保持风格统一，首选饱和度低的颜色，款式上宽松简洁优先。

近年来，我的日常穿搭，颜色以米白、浅杏、深咖、黑、灰为主，再搭配一些亮眼的配饰。我挑选的这些色系经典耐看，几乎可以百搭，在什么场合穿着都不显得突兀。

让皮肤保持清透亮白。气质分清与浊。皮肤白，会让人显得气色好，有贵气。

拥有几款经典、百搭的包。如果是职业女性，不要选太小、太女性化的包，大包才能撑得起干练的气场，还能放电脑和文件，比较实用。

保持好心情。心态要好，不要焦虑，要充分认识到每个年龄段不同的美，并享受其中。

如何营造"神采奕奕"的氛围感？

即使很久不见的一位友人，我们也能从他的外表、言谈举止看出他最近过得好不好。

有一种状态叫"失意忘形"，多出现在中年男女身上。有的人在发财、得意时，能把事情处理得很妥当，待人彬彬有礼。一旦失意，可能连基本的社交都没有了，不愿见人，晚睡晚起，总是一副厌世相，精神面貌完全变了，没有了当初意气风发的模样。

无论男女，晚睡晚起都是"破相"的开始。睡懒觉可能是因为你熬夜了，这样一来，你就浪费了白天的光阴，没有顺应天地的变化，身体、气色都不会好。而且别人在工作时，你却在睡觉，怎么会有新的机遇找上门呢？

我妈妈总教导我要乐善好施，这样才能积攒福气，但我觉得人靠天、靠地、靠神灵保佑，都不如靠自己，机会出现了要自己把握住。所以，人越是在倒霉的时候，越要营造出"神采奕奕"的氛围感。少睡懒觉，勤理发，勤剪指甲，把自己收拾得干净清爽，说话自信、中气十足，才能让人感到可信和可靠，才能放心对你委以重任。

如何避免油腻感？

时常有人说中年男人有油腻感，其实中年女人也很容易变得"油腻"。这个阶段的人，最怕的是不自知。不自知，自然会生出一种油腻感。

那么，该如何避免油腻感呢？

不要赶时髦。与"90后""00后"相比，我们"70后"确实不够时髦，这是时代背景和成长环境决定的。我在女儿云朵的身上看到了不同的情况，她们这些生于21世纪初的孩子，审美能力和对新鲜事物的学习能力是与生俱来的，也是我们"70后"

远远赶不上的。所以大可不必紧追潮流，40岁以上的女性可以做的是回归平和，穿着打扮以简洁大方为主。

不要不懂装懂。尽管我们已经过完了小半生，但并不是什么都见过、什么都懂，时常一副"我吃过的盐比你吃过的米都多"的样子，会给人"油腻"的感觉。

不要夸夸其谈，总觉得自己特别厉害。做不到的事不要轻易承诺，低调谨慎没有坏处，事成之后自然能一鸣惊人，别人也都能看到你的成绩。

保持体型不油腻。中年以后更容易发福，保持体型很重要。如果做不到全身瘦，至少把肩颈背和腰腹瘦下去。大椎骨、圆肩厚背特别显老态。

保持头发不油腻。饮食清淡点，头发和脸部出油就会少一些。勤洗头能有效保持头发清爽。如果头发太少，可以去养发馆做生发护理，也可以烫一下。发际线太高，可以换个刘海，不要让自己的发型太过随意。

保持行为不油腻。多关心自己，多关心时事。少关心办公室政治、家长里短和婆媳妯娌关系。

保持形象不油腻。穿着打扮要"去糖化"，不要不服老，打扮得太过甜美对中年女性来说已经不合时宜了。

保持言辞不油腻。守住嘴，多赞美别人，少说那些尖酸刻薄的话。说话时语调和缓，语速慢一些。无论是在家里，还是在公众场合，都不要大呼小叫。

有边界感。不和朋友畅谈闺房秘事，也不要打听周围的年轻人有没有男（女）朋友。在公众场合接听手机、看视频，要注意声音不外放。

保持一点矜持和羞涩。不要因为年纪渐长，就觉得自己可以无所顾忌，保持一点矜持和羞涩，看起来就不会那么"油腻"。

以上这些都是我们日常容易忽视，但极其影响形象、气质、容貌的行为。记录下你常常会忽视的那些"油腻"行为，提醒自己逐一修正，无论年纪大小，都要成为更好的自己。

如何消除"妈妈味"？

经常有"花粉"问我："中年女性在气质上显得年轻，真正的核心是什么，如何消除'妈妈味'？"

当然，"妈妈味"这个词有待商榷，提问者也不是歧视妈妈群体，只是很难用其他词精准地描述出中年女性那种焦躁、沉重、疲惫、庸碌的感觉。

我今年 46 岁，女儿 13 岁了，但大家都觉得，我身上的"妈妈味"很少。我想，真正的原因可能是我很少被"俗事"所困扰，很容易"放下"，活得比较通透和轻盈，久而久之，这种轻盈感就会体现在气质上。

我小时候体弱多病，上高中时身体才有所好转，原生家庭条件也不是很好，成绩也很一般，能活成现在的模样，已经远远超出了我的预期。但不管处于人生的哪个阶段，我都没有紧迫感，总是顺其自然地过日子，从不贪多，一点点"小确幸"就会让我感觉惊喜。

此外，我对人生的探求和理解，没有因为成了妻子、妈妈而改变，这些身份只是让我的阅历更丰富了，我依旧在坚持自己的追求，做自己想做的事情。年轻时也有过囊中羞涩的时候，但我坚持做自己喜欢的事，很少去挑战自己能力以外的事，很少焦虑。这很符合老子的道家思想。

老话说："满招损，谦受益。"这句话很有道理，在生活中适当地减少锋芒，保持低姿态，能够更好地保全自己。

我现在拥有的资源和能力，可以让我游刃有余地解决许多问题，但我始终提醒自己要保持谦逊，不要用傲慢的态度对待别人。

人的外形对气质的塑造只起到一小部分的作用，归根结底，我们更需要塑造自己的精神内核，经过时光的洗礼，你的阅历和对人生的理解会一点一滴融入你的外在和气质中。这就是"静心养面"的真谛。

巧妙打造柔美的感觉

如果将 10 年前我留齐刘海时的照片与我现在的照片进行对比，可能会有不少人说我整容了。下面我要分享一下我的形象出现这种变化的原因。

第一，对照片来说，美颜相机是最好的整容利器。现在的手机能下载各类功能强大的美颜相机和修图软件，如果只是为了改变照片中的形象，用手机软件处理就够了。

第二，换发型，尤其是刘海。我的额头比较短，只有三根手指那么宽，第一次去医美医院咨询时，有人推荐我用激光改变发际线，但这种方式不符合我的理念。为了掩盖额头的缺点，我把刘海烫得蓬松卷曲，用烫发的方式打造高颅顶，有效地修饰了脸型，脸部线条变得柔和了，脸看起来也小了。我推荐与我脸型相似的人烫一半的头发，即只烫刘海和头顶，其他头发不作处理。

第三，改变眉形。三年前我曾文过眉毛，并让文眉师给我调整了眉形，因为我本身的眉形较弯，显得中庭太长，眉毛改得平一点后，中庭的距离看起来缩短了，整张脸也显得柔和许多。

第四，想办法让下颌线变得更紧致。其实，如果不是有网友说我是方脸，我根本没在意过自己是什么脸型。从面相学来说，天庭饱满、地阁方圆是好面相。我的额头虽然不够饱满，但我脸型较宽，下巴圆润，面相也有优点，而且方型脸很耐老。

日常护肤时，要注意通过按摩提拉下颌线，每周用刮痧板对下颌线进行 2 次有针对性的按摩，当然，你也可以用医美手段来改善自己的脸部线条。

总之，一个人的脸型和面相能通过多种不同的方式来改变。

摆脱疲惫感

微信群中的一个朋友给我发了一张她的照片，我发现她面容姣好，皮肤状态也不错，但看上去闷闷不乐的，整个人都充满了疲惫感。

改变这种状态需要修身养性，不是靠护肤品或者医美就能解决的问题。睡眠质量差、思虑过度，容易纠结，可能会导致肝气郁结，再加上每天运动量较少，很容易产生这种疲惫感。

我劝她说："其实想一想，人这一辈子不过百年，愉快地过是一天，悲伤地过也是一天，不如振奋起来，活得积极向上一些。人生没有目标和奔头，也不会有大爱和感恩，容易养出思虑较多的'富贵病'，变得疲惫不堪。想太多其实没有什么用，应该努力做到知行合一。此外，工作日尽量不要熬夜，这样白天才有足够的精力。到了周末，补觉之余，不要宅在家里伤春悲秋，要多出去晒晒太阳，到户外走走逛逛，调节心情，顺便放松身体。"

她听完我的建议，觉得有一定的道理，但觉得自己性格本就如此，很难改变。可我们做出种种努力，不就是为了一天比一天过得更好、更自在吗？如果每天都觉得很疲惫，日子会过得很辛苦。

现在我已经度过了人生的一小半，每一天都不舍得浪费，也不想每天都带着疲惫感生活，所以我愿意在改变自己的道路上继续精进。

你也可以看上去"很舒服"

我认为最高级的美就是看起来"很舒服"，这比漂亮的脸蛋更吸引人，通常来说，看上去"很舒服"的女性都有如下特点：

1. 气质温润，脸部线条柔和；

2. 皮肤白皙干净，仪容整洁；

3. 五官舒展，没有侵略感；

4. 声音柔和悦耳；

5. 对不愉快的事有一点钝感力，在日常生活中不纠结、不内耗，懂得自省；

6. 态度温和，待人不冷漠；

7. 有很强的同理心；

8. 有内涵却不炫耀；

9. 愿意聆听、分享，乐于助人；

10. 尊重不同的声音和想法，但内心坚定，坚持做自己；

11. 有自己的精神世界。

恰到好处的柔软

曾有一位朋友说，我最大的优点是柔软。

一开始，我以为她说的是外表，接着她又说，大多中国女性都缺乏这种柔软，这并不单指外表，还有心态和待人接物的方式。这是她在荷兰学习瑜伽时，老师给她的体悟。

其实，在30岁以前，我是一个行事果决、雷厉风行的人，冲动、果敢、急躁、张扬，优点和缺点都很明显。

随着时间的推移，从身边的人与事中，我渐渐领悟到这种强硬的个性不够聪明，也是情商不高的表现。

过刚则断，月盈则亏。

女人的特性就在于擅长以柔克刚，懂得将这一点运用在感情中尤为重要。

男女相处，其实很有技巧，女性偶尔要学会示弱，如果有些事情对方做得比你好，那就放手让对方去做，你只需要在一旁给予鼓励，并要学会将这种鼓励表达出来。

此外，夫妻间拌嘴是常有的事，千万不能逞一时之快，说出有伤自尊、有辱人格的话。如果在争吵中牵扯到对方的父母、亲戚、朋友，更是愚蠢至极。

夫妻间最容易出现的问题就是缺乏沟通，这会导致双方互相猜忌。很多"花粉"都曾向我诉说自己婚姻中的痛苦。

我常常感到好奇，他们可以对我诉说，为什么不能和另一半开诚布公地沟通呢？

冷战，对解决夫妻的感情问题没有任何帮助。如果吵架一定要分出胜负，最后其实没有赢家。

女人柔软的姿态，能有效平衡男人的强硬性格。夫妻之间，也要学会用柔软之道给双方找台阶。

在职场中，柔软的行事方式也是很好的润滑剂。

在工作中，我们要了解"树大招风"的道理。如果在工作中你锋芒毕露，往往会招来嫉恨和麻烦。在电视剧《甄嬛传》中，参加选秀时，甄嬛因为几次引经据典的精彩回答吸引了众人的眼球，也正因如此，甄嬛初入宫中就被心胸狭隘的华妃指派到偏远的碎玉轩居住。幸好甄嬛知进退、懂收敛，在没有站稳脚时，选择低调做人，明哲保身。

现实生活当然没有影视剧那么极端和戏剧化，但是我们也要注意行事不要太过张扬。在职场上，我们需要持续地、稳健地展示自己，抽丝剥茧地让人觉得你与众不同，而不是到处显示自己独树一帜。

我最欣赏的女明星是林志玲，她情商高，全身散发着一种恰到好处的柔软，面对记者尖锐的问题，她总能如小鹿般灵巧避过。大家说她是花瓶，她就坦然接受了这个称呼，她回答道："你觉得我是花瓶吗？很好呀，这也是别人对我外表的一种肯定，我会把它视作赞美，还要说声谢谢。当然，如果你真的对我这只花瓶有兴趣，随时间推移，你也会看到真实的我。"她的言辞虽然柔软，却如太极推手般四两拨千斤，不亢不卑地回应了别人，同时也肯定了自己。

不要以为这种修养、客气就是虚伪。那种直来直往、不顾及他人感受，说话总是锋芒毕露的人，其实不是真性情，而是粗鄙无礼。

人与动物的区别就在于人类会思考，懂得从别人的角度看问题。

从年轻时到现在，我有了不小的改变。现在的我有强大的内心，希望用更柔软的方式解决问题，这也是一种处世的智慧。

如何变得柔软？

一贯以强硬之姿处世的人，如何变得柔软？

辩论类节目《奇葩说》的某一季中，马东说了这样一句话："对陌生人要'偶尔露真容'。"这句话的意思是人不必时刻都以真实的自我示人，通俗点说就是凡事不要太较真。

我把人的性情大致分为外圆内方、外方内圆、外圆内圆、外方内方四种。

圆是指有柔软、圆滑的姿态。

方是指讲原则、有底线、重规矩。

你可以观察身边的人，真正能成事的有两种人：一种如杨澜，外圆内方；一种如董明珠，外方内方。

另外两种人，一种没有底线，一种外强中干，他们都缺乏坚持自我的毅力。

那么，我们要如何变得柔软？

其实，多吃几次亏、多经历一些事情就自然而然地变柔软了。此外，看书也是比较有效的方式之一，阅读是一个长期熏陶心境的过程，会让你的格局变得更大，不再为小事纠结。

用柔软的姿态解决问题

有一段时间，我家楼上的邻居家里的空调坏了，一直往下滴水，水滴到了我家的玻璃上，声音很吵，水渍留在玻璃上看起来也很脏。

当时，我完全可以打电话向物业管理处投诉，让他们来解决这个问题，但我没有这么做，而是买了一个果篮，主动上楼敲门拜访，我向两位老人问好，并介绍自己是他们新搬来的邻居，聊了一会儿才说了他们家空调漏水的事情。我提醒他们，如果不及时处理，可能还会造成漏电、短路等危险，甚至引发火灾。最后，我主动提出可以帮他们找人修理空调。最终，这个问题就这样不伤邻里和气地被解决了，我们之间也没有发生任何冲突。

如果一开始我就脾气暴躁地兴师问罪，估计这件事就会谈崩了。邻里之间每天低头不见抬头见，武断地解决问题，久而久之，积怨可能越来越深，两家人也可能会闹得越来越僵。没有人愿意故意为难别人，但我们也不能考验别人的修养，要懂得给别人台阶下。

我是一个讨厌和别人撕破脸、起冲突的人，只要能顺利解决问题，姿态低一点我是无所谓的，我认为，为了小事实在没有必要大动干戈。但有时候，我这样的行事风格也会被朋友评价为没原则、虚伪、不真诚。而我觉得这其实是一种柔软的处事方式，也是保护自己的一种方法，立场上强硬，态度上温和，可以避免伤害和冲突，通常也都会带来好结果。

用仪式感打造积极的氛围

很多人都说我看起来"耐老"，做事执着，有一种"少年感"。但我觉得，"耐老"并不是坚持和毅力的功劳，而是因为我的生活具有仪式感。

在生活中保持仪式感十分重要，它能让一件普通的小事闪闪发光。

仪式感可以融入日常生活中，尽管不知道明天的生活将发生怎样的变化，但每天以一个清晰的目标开始，给生活增添一些小仪式，给自己一个确定的当下，并一如既往地坚持下去，能让我们获得对生活的掌控感。

所以，我时常鼓励大家坚持自拍，或者用 28 天培养一个健康的饮食习惯。争取让人生的每个阶段都有一个踮起脚就能够到的小目标，坚持 10 年、20 年，你就会成为人人羡慕的人生赢家。

"氛围感"穿搭秘籍

以我的经验，穿衣服既低调又不俗气的核心在于"和谐"。

衣服穿在身上，既不突兀，也不张扬，仿佛与周围的环境、个人气质浑然一体，才能称之为"和谐"。

那么，具体要如何做呢？

职场穿搭的两个雷区

日常穿着要避免太过精致。

除了特殊场合，职场中的日常穿搭不需要太过正式。尽量与办公氛围保持和谐，尽量不要把自己塑造成"时尚女魔头"，比如穿成套的西装配尖头高跟鞋，这样看起来会显得过于死板紧绷。

还有一种穿衣风格也不合适职场人士，那就是太过女性化的"名媛风"。这样的风格容易给人距离感，也不太职业，乍一看，大家甚至不知道你是来上班，还是准备去参加鸡尾酒会的。

在职场中，比较有分寸的穿衣风格是稍显正式，又带着几分随意。比如用宽松的西装外套搭配一枚别致的胸针，用毛衣开衫搭配一条丝巾……也就是所谓"Chic"风格，它不仅是时尚、优雅的，也是别致、轻松的。

总之，服装搭配是否合适，主要看衣服与周围的环境是否匹配。

气色在前，衣在后

我听人说过这样的话："我气色不好，所以要穿颜色鲜亮的衣服来提气色。"

强调自己气色不好的人，大部分都会以素颜示人，如果时间允许，上班时可以简单地化个淡妆。但如果一个人的气色不好，也不化妆，只是简单地穿着自以为可以"提气色"的衣服，能有什么效果呢？

而且如果刻意穿得鲜亮，反而会显得脸色愈发暗沉。落落大方、干净清爽的美，是靠整形象而非衣着色彩来体现的，所以提升自身的气色才是核心。

提升气色的正确方式是调理脾胃、少熬夜、适量运动，做好皮肤保养，并花一些时间打理发型，学会化日常淡妆。有了好气色之后，穿什么颜色的衣服都会很好看，显得人很精神。

服装搭配上的平衡之道

面貌和气质不同的人要选择适合自己的服装风格。面部线条柔和，五官较为精致、女性气质重的女性，不适合走妩媚性感路线的穿搭，这样会显得不够高级；而面部线条硬朗、气质清冷，五官相对"糙"一点的女性，可以尝试性感妩媚的风格，她们的个人气质可以平衡一部分女性的柔美感，即便衣着妩媚，整个人看起来也不失分寸。

当你用穿着刻意展示性感和女人味时，你的表情、语言和姿态可能会在无意中流露出迎合和讨喜的倾向，这会让人显得有一些浅薄。所以，如果你想通过衣着去展示自己的女性魅力，一定要把握好分寸。

我在一次偶然的机会中，第一次留意到有些女性会有无意识的迎合和讨喜的行为。当时我与一些重要人物一起吃饭，其间几个年轻女性的低姿态让身为旁观者且同为女性的我感到尴尬和不适。我知道，这个世界"搵食艰难"，但举止落落大方，不讨好、不奉承、不卑不亢，会让别人更尊重你、喜欢你。

接纳年龄，打造"无龄感"

中年女性穿衣打扮时，不适合追求所谓的"少女感"。如果既不想穿得像咄咄逼人的女强人，也不想穿得太有"名媛"气质，还想营造出"无龄感"，可以试试松弛自然的"森女文艺风"。

这种风格通常带着点仙气，看起来素净、通透，能自然地营造出一种清冷疏离的氛围，还带着一点质朴的复古感和禅意，给人的感觉是静的，而静能生阴，静能养慧。

第二部分

静心

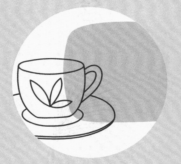

静心，要从认知、心理、日常生活习惯等各个角度着手，以慢节奏生活，让自己从容淡定，才能从内而外地散发出一种松弛感。

理念

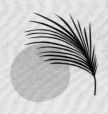

过去几年的人生关键词

过去几年里，我的人生有几个关键词：

静心养心。女性 90% 的病都是心病，很多都是焦虑、肝气不舒所致，她们焦虑的事情在旁人看来往往微不足道，只是当事人深陷其中，走不出来。

坚持健走。我几乎每天都会在阳光下健走几公里，大概花一个小时，这对我的帮助很大。因为阳气虚，我需要适当运动和晒太阳，一边走一边听书、看风景，不仅可以静心思考，还可以培养我的意志力，这是行走的力量。

断舍离。我自己的店铺每季只推出 10 套衣服，而养心方则帮助用户在护肤品上消费降级。我认为，商业是善的艺术。让人花最少的钱过上有品质的生活，这是我所倡导的价值观。

专注于当下的自我。人生只有一件事，就是活出自己，活在当下，大道至简。

修小事。以前我觉得把精力放在琐碎的小事上纯属浪费时间，格局太小。现在我觉得修小事是在培养自己的耐心和定力，能让自己脚踏实地生活，不浮躁。

养女儿。我的女儿云朵步入青春期了，我仔细地观察她，并适时给她引导，对她的关怀张弛有度。在未成年之前，儿女的人生大方向当然需要父母在一定程度上进行引导，比如择校、朋友圈、培养方向、价值观和对金钱的理解等。但她自己的小世界，比如兴趣爱好、日常的吃穿用度，都可以由她自己决定。

取半舍满。我一直崇尚低欲望的生活方式，我有 100 分的能力，但使用 80 分就好。

修方便德。力所能及地给他人提供方便其实是在修自己的福报。

修平和。我所说的不仅是体质的平和，还有情绪和修养上的平和。言辞之中，少些犀利，多留些余地，这是对别人的仁慈，也是对自己的尊重。人生越是顺利富足的时候，就越要体恤和照顾尚不如你的人。

真正的奢侈是健康

现在我评判一个人是否有"贵气"时，并不会看对方的财富与地位，也不会看对方有没有豪宅和豪车。它们都是身外之物，在一个人的健康出现问题时，这些看起来浮华的东西显得不堪一击，在我眼里，真正的奢侈是健康。

所以，我会如何评判一个人有"贵气"呢？

第一，我会看他是否惜命。

第二，我会看他在自己身上投入了多少时间，是否会以认真的态度照顾自己。

第三，我会看他是否"以和为贵"，对万事万物充满敬畏心，与人、自然都和谐相处。

把身体当作公司来运营

夏天时，我每天早上进行晨练。我晨练会进行快步走。快步走时，我通常会一边呼吸新鲜空气，一边戴着耳机听书、听音乐，偶尔发现路边的小花就掏出手机拍拍照，在平凡的生活里找到一些"小确幸"。

几年前我没有这样的好心态，除了工作，不屑于做其他事情，我认为那纯属浪费时间，对生活中的很多"小事"都不耐烦。但最后我发现，不仅没过好自己的生活，反而疏忽了亲人朋友，兴趣爱好也丢掉了，身体逐渐垮了，工作自然也没有进步。

后来，我反复思考，终于想明白了，我们的事业、工作都是生活的一部分，无法单独分割出来。所以，要把自己的身体和生活当作一家公司来运营，你就是自己的 CEO，要自己去把控时间分配与"健康存折"的收支情况。

时间分配大家都能理解，但"健康存折"是什么呢？

在我看来，我们日常进行的对健康有利的健身、养生、修心等活动相当于在"健康存折"中存款；而对健康有害的熬夜、吃垃圾食品、发脾气相当于在透支"健康存折"。你可以每天记录"健康存折"的收支情况，每周进行盘点，这样就能知道自己的日常生活过得怎么样了。

对普通人来说，健康才是决定人生好与坏、成就高与低的关键。健康的体魄，是事业的基石。

取半舍满，量力而行

很多人都问过我这几年过得心安、愉悦、淡定的诀窍是什么，经过思考，我觉得是"取半舍满，量力而行"。也就是说，可以做 100 分的事，但只做 80 分，保留 20 分余力，这样做人做事才不会焦虑。

如果有一个需要我拼尽全力、耗尽财力才能成功，且不成功便成仁的项目，纵使项目的前景非常乐观，我也不会去考虑。除非之后我通过充电积蓄了足够的精力，做这个项目只需要花费我80%的精力，我才会考虑跟进项目。到了我这个年纪，做事更求稳，不希望生活太过跌宕。

但这种生活态度并不一定适合年轻人，就像老中医惠比寿说的那样，要"先拿得起，再谈放得下"，大部分年轻人还处在考虑"能不能拿得起"的状态，甚至要拼尽全力才能生存下去。

比起"努力"，我更喜欢"蓄力"这个词。我不喜欢大张旗鼓，更喜欢厚积薄发，我认为"蓄力"更适合那些有耐心、有恒心的人。

"接纳自己"的消费观

一次，一位"花粉"问我："因一些突发情况，我的收入减半。生活所迫，我开始做淘宝客带货，整天在朋友圈里刷屏，挺不好意思的，朋友圈里基本没有人买，我自己倒是经常买那些便宜的东西，这样会不会越来越没有档次？"

我认为，要尊重每个人的消费观，有的人喜欢买名牌，有的人追求性价比，量力而行即可，这无可厚非，与档次无关，和收入高低关系也不大，是个人的消费习惯而已。我很少买很贵的名牌包、衣服、首饰，但我会用很多钱买书、学习，坐高铁、飞机时我喜欢选择一等座、头等舱、商务舱，住酒店时也会多花一点钱选择比较舒适、更安全的高档酒店，这只是我个人的消费习惯。

买便宜的东西，可能要花时间去货比三家，但购买过程让人愉悦，不过选得不好也可能会买一堆"垃圾"回来。而贵的东西代表一定程度的稀缺，不需要动脑费时进行筛选。但贵的东西就一定实用吗？好像也不是，比如奢侈品，买的就不是性价比。

现在流行"对自己好一点"，鼓励大家高消费。但对自己好，并不是多花点钱取悦自己，买几个昂贵的名牌包，用高级护肤品就能实现的，这些都太肤浅了。

真正对自己好，应该是思想层面的，是把自己放在人生排序的第一位。

我记得之前有人说我："你怎么还穿30块钱的绵绸睡裙？我只穿真丝的。"我笑而不语。许多成功人士，日常的穿着打扮十分低调朴素，但没人会笑话他们，反而称赞他们勤俭朴素。

如果一个人见过世面，不仅是在物质上有相对的优越感，骨子里还会有一种"我知道"的感觉。我知道自己想要什么，我知道怎样才能让自己活得自在舒服，我在追求自己想要的东西，而非一味地追赶他人。

见过世面的人，不在乎吃什么、穿什么、用什么，他们知道自己是谁，能真正地接纳自己。所以，靠自己的能力赚钱，花自己辛苦赚来的钱，把一家老小照顾好，即便吃穿用度不是奢侈品，也不能说不上档次。

人生只有三件事

前段时间，我看了一本名为《人生只有一件事》的书，书中提到一个观点："世间只有三件事：自己的事，别人的事，老天的事。活得不怎么样，就因为把'当真'和'认真'弄颠倒了，拿别人的事和老天的事太当真，对自己的事却不认真。"

你有这个毛病吗？

我没有这个毛病，因为前几年我就悟出了这个道理。

有时候我显得薄情冷漠，在给孩子、爱人和自己排序时，我会把自己放在第一位。

时常有网友问我："你会因为孩子的成绩不好而焦虑吗？"

说实话，我不会。

因为我已经习惯只在自己可控、自己能做主的事情上努力。

要我去陪孩子看书，还不如要我自己看书；要我苦口婆心，靠孩子发达过上好生活，还不如要我努力奋斗，靠自己过上好日子。

我能够做的是成为更好的自己，言传身教地去影响孩子。

如果实在影响不了，那就算了。

如果我强大了，我就有能力帮我的孩子兜底。

也会有"花粉"问我："难道你的孩子和爱人是'别人'吗？"

怎么不是呢？他们是独立的个体，有自己的灵魂、血肉、思想。除了自己，其他的人都是别人。别人要如何过这一生是别人自己的事，你把这些事当作自己的事去干涉，那就太自不量力了，还会搞得双方关系紧张，徒增烦恼，实在没必要。

当你想明白后，整个人会变得很轻松，人际关系也会变得特别简单。

你不会对别人要求太多，所以能与人和谐相处。

也不会把别人的评价太当真，所以会感到轻松快乐。

弄清楚这个道理，人也就活得通透了。

把时间、精力放在自己身上，时间久了，你就能在自己的这一方天地里走上属于自己的巅峰。

怀抱"五随"生活观

"五随"指的是随时、随性、随遇、随缘、随喜，这是一种随意的生活观。

回顾自己一路走来的这 40 多年，我发现，自己并没有什么深谋远虑，大多数时候都是随着当时的心情、条件、际遇、喜好而下决心做了某些事情。有时候，一个小小的决定产生蝴蝶效应，对我之后的人生产生了较大的影响。对往事进行复盘时才发现，原来正是因为这一件件小事、一次次选择，我才成为现在的样子。在这一点上，我想大多数人和我都是一样的。

如果我们逆着自己的喜好、性格去做事，会有什么后果呢？

可能会没有幸福感，没有激情，容易半途而废，所以也很难成事。

我曾非常刻意地去争取过一些机会，虽然我并不擅长也并不喜欢，但当时人们都说那样做是对的，而且能赚大钱时，我动摇了，但因为我当时的思维不够开阔，认知没有打开，即便勉为其难地去做了，往往也会以失败告终。

那我们还需要自律吗？还需要减肥、养生吗？

如果这是由你内心的驱动力所做出的决定，那也算是一种随性选择。

但你内心所选择的事情，往往会因为懈怠、偷懒、贪欲而没有做成，或者半途而废，这时人会受到打击、失去信心，产生焦虑情绪。

老子说过要"道法自然"，这个"道"，是自然而然的，也就是说，人只有遵循天道和自然法则去做事，才能成事，才能收获幸福感。

所以，不要做违背自己的心意去做自己不喜欢、不认同的事，这样可以避免最大的损失。

进入人生的正向循环

一次，我和朋友聊天，感叹道："我们的人生在 40 岁后会进入一个正向循环阶段。"

什么是正向循环呢？

我的理解是，如果你在人生某个关键点所做的选择很正确，并且能持之以恒地去坚持一些事情，就会有一种力量推动你前行。

比如学习。如果你在一开始时就养成了良好的学习习惯，就可能获得比较理想的成绩，而成绩好了，你学习时就更有动力。

再比如我以前身体不好、皮肤暗沉，但我坚持早睡和养生，并总结出了一套行之有效的保养方法，让自己变美了，并分享给有需要的朋友，她们的反馈也是积极和正面的，我就更有动力继续研究和分享自己的保养方法，这样就形成了正向循环。

当我们人生的正向循环越来越多，遍及工作、事业、家庭关系、修身养性等方面时，自然就能拥有幸福的人生。

静能生阴，静能养慧

在中医理论与道家学说里，世间万物，包括我们的身体都分为阴与阳。

阴，对应的是夜晚，是汗，是静与降，是津液。

人体主要靠阴来滋养各个器官和组织。

阴还要制约阳气的热、动、升，来保持阴阳的协调与平衡。

所以，阴虚的人会火旺，这也符合能量守恒定律。

人们有时会产生焦虑情绪，头脑混乱，其实这未必是欠缺能力，也有可能是体质影响了情绪，把生活中的问题放大了。

阴虚火旺的人，容易早生白发，这类人通常白天都像打了鸡血，看上去精力充沛，忙忙碌碌，总是闲不住，但劳心伤神，多语耗气，到了晚上就容易烦躁、焦虑，精神亢奋而身体疲倦，如此反反复复，形成恶性循环。

所以，在日常生活中，一定要学会"静"，静能生阴，静能养慧。

松静自然

我和朋友去喝茶，他说："喝茶和做人一样，要'松静自然'。"

"松"是放松、轻松的意思。

"静"是清静无扰、身心安静。

"自然"指的是流畅自然，动转自由，不造作、不折腾。

松静自然，是道家学派里一种修身养性的方法，但我认为它也是一种生活哲学。这句话听起来很简单，但将每个字拆开来看又很有寓意，想要真正做到，还需要下一番功夫。

偶尔也有"花粉"说："你是因为生活富裕了，才有闲情雅致去追求这些虚无缥缈的精神享受，如果你还在为生活奔波，为吃饱饭而辛苦'搬砖'，就没有精力和时间了。"

可真的是这样吗？关注我的许多网友都和我条件相当，虽然家境不是特别富裕，也不至于衣不蔽体、食不果腹，生活过得都还不错，幸福感却没有我高。

我只是在工作与生活之间，找到了一种平衡，所以获得了一种有幸福感的生活方式。

　　所谓"松"，指的是身体和精神不紧张的放松，但它并不是松垮、松散。而是松而不懈、紧而不僵，就像我们不做瑜伽时断地调整呼吸。

　　所谓"静"，是保持心思的单纯，排除杂念，极度安静，只关注当下的状态和事情，你会发现在这样的状态下，工作效率极高。

　　这里的"自然"，则是让你不要拘泥于任何形式，不受他人的干扰和影响，不攀比、不羡慕、不造作、不折腾，不活给别人看，只要自己感觉舒适得体、轻松自如就行。

　　所以，松静自然的生活方式，与你日常的"辛苦搬砖"并不冲突，反而能使你在追求财富和事业的过程中，效率更高，状态更好。在复杂的人际关系中保持清醒，就算没有大富大贵，也能拥有幸福感。

适度“自恋”

前些日子，我在一个网络平台上观看了一场直播，主播是一名女性博主，她内心非常强大，在直播间与抨击她脸部僵硬、医美过度的网友据理力争。

作为自媒体博主，“自恋”是必备的心理素质之一，否则也不能自信地在社交平台上展示自己，无论是当一名网络上的看客，还是面对在现实生活中与你分享喜悦的朋友，不戳破他人的“自恋”，不损伤他人的自尊也是一种修养。

如果别人与你分享自己的人生经验和开心的事，你应该衷心地表达认可与祝福，没有必要为了“一争输赢”而盲目打压对方。我相信能量守恒定律，如果将美好的愿景与心态传递给他人，这些善意最终也会回馈到自己身上。

我认为这种心态很值得修炼，面对他人的分享时，要学会取其精华、去其糟粕，如果她们的分享能让我少走弯路，我就算赚到了。

近日我也看了一些中年博主的视频和照片，我发现人到中年最缺的就是灵动感，也就是那种一颦一笑都不需要修饰就自觉美好的自信，这也是一种良性的“自恋”，有时候，这种“自恋”会提高我们的自尊。

君子之交淡若水

一个朋友说我是那种看上去很温和、脾气很好的人，但实际上我很难与人建立起亲密关系。我说："我是为了和人长久长处才刻意为之的，这几十年来，我从未与任何人撕破脸皮，即便是合作失败的商业伙伴、不欢而散的旧日恋人、存在竞争关系的同事，我都可以心无芥蒂地与他们聊天。"

其实，我这样行事只不过是遵循了一个道理，这也是我在经历一些波折后悟到的一个原则：君子之交淡若水，小人之交甘若醴。

人际关系存在能量守恒定律，这不仅适用于夫妻、朋友、同事关系，也适用于商业伙伴关系。在相处过程中，当对方过于热情、过于投入时，要尽可能淡然处之，两人的感情由淡转浓时要特别注意，因为"情深不寿"，过于热忱可能会让能量失衡。

能量失衡后，双方就像坐跷跷板，总是一边高，一边低，在关系中便会出现"一方过度牺牲，一方被强加人情"的情况。

某一方过度牺牲的关系是不可能长久的，时间久了，再无私的人都会心生怨念。比如，妈妈每天早上都会早起给全家人做早餐，如果你早上没胃口，不想吃早餐，她会觉得你不在意她的付出，并唠叨个没完，最终两人心情都会受影响。

而一方总是处于"领情"的位置，关系也不能长久。别人有困难时我们要给予帮助，提供金钱或资源，刚开始，对方会心生感恩，但长此以往，对方可能会觉得心理不平衡：你不过是出了一点力，却总是一副有恩于我的样子。久而久之，他甚至会心生怨念，想摆脱这种关系，想证明自己没有你的帮助也可以成功。这就是许多合作伙伴到最后会反目成仇的原因——他们一开始的关系就是不对等的。

与人相处时，一旦发现两人之间的关系不对等，我就会逐渐从这段关系中抽离，尽可能用一种趋低、趋弱、趋柔的方式与对方相处。

人与人相处，原则为"淡"，过"浓"的关系会把两人捆绑在一起，让双方都觉得紧绷和窒息。"淡若水"不仅是一种相处之道，也是一种价值观。最高级的友情是彼此平等，互相欣赏，平日遥遥相望，偶尔谈笑风生，有困难时互相施以援手，有问题时互相切磋讨论。虽然"淡"，却不失其格调之"高"。

愿力是生命的动力

一次，我和朋友聊天，她问我："为什么有的人各方面都很优秀，具备了能成事的各种条件，也辛苦了好一阵子，但总是差点意思，最后不能把事情做成呢？"

我说："可能是'愿力'不够吧。"我曾读过南怀瑾的一本书，其中提到佛家认为这世界上有三种力：愿力、业力和加持力。

愿力是生命中的动力，正所谓念念不忘，必有回响。

业力是人在行为、言语、思想等各方面所表现出的能力，有好坏之分。

加持力则是帮你成事的力量。

如果一个人没有强大的愿力，他就会被业力主宰。反过来，愿力强大，业力就会为人所用，做事也就更容易成功。

聪明能干的人，接受新事物的能力很强，学习知识或技能时，往往一看就懂、一学就会，但容易流于表面，舍不得下苦功夫深入钻研，而且好高骛远，总想干大事，不愿干小事，这也是这类人很难把事情做成的原因。

所以，聪明能干加上强大的愿力，才是能让人成事的要素，否则就浪费了聪明才智。

心无外物，纯粹简单

据我了解，许多企业家都推崇王阳明的思想，还会研究他的处世哲学，尤其是日本的企业家，他们甚至把王阳明奉为精神领袖。有人称赞王阳明为"两个半完人之一"（两个完人分别是孔子、王阳明，半完人是曾国藩）。

很多年前，我也看了关于王阳明的一些书籍，但一直不明白他为何是明代成就最高的哲学思想家，直到近年我又开始研究王阳明的心学，才有所领悟。

王阳明的心学有一个核心观点，它可以这样解读：心外无物，因此变得无限。

这句话可理解为整个世界是以自己的心为基础的，不在我心里的事物其实是不存在的，对我来说没有实际意义，我也不需要去了解、关注和回应。这听起来很简单，却有很高的哲学价值。

乍一听，你会觉得这个思想把世界缩小了，其实它是把世界扩大了。当我们排除了那些对我们不重要的事物，那些重要的事物才能更明晰地出现在我们眼前。

2012 年后，我逐渐找到一种能减轻焦虑并让自己快乐的生活方式，那就是对自己人生轨道以外的事物敬而远之，少关注、少留心、不参与、少交集，尽可能活得简单而纯粹。这与王阳明

"心外无物"的哲学思想不谋而合。很多人可能会问，如果年纪轻轻就选择了这种"岁月静好"的生活，是否会在当下社会的激烈竞争中败下阵来？结合我这些年的经历来看，并不是这样的。一个人拥有了不骄不躁的心态，能更加专注、更有毅力地工作和生活，反而会收获很多意外的成功。

这个世界很大，我们不用将一切都收入囊中，换一个角度去看世界，也许你会感到豁然开朗。

生命能量守恒定律

寂静法师曾分享过的生命能量守恒定律，对我的人生很有启发，我也在身体力行地实践着这条定律，下面我将与大家分享我的感悟。

·自动平衡：精神大于物质，导致天福。

当我们的德很厚、精神超出物质时，宇宙就会让物质和精神自动恢复平衡，这就是《易经》中所说的"善不积不足以成名"。

·被动平衡：物质大于精神，导致天灾。

如果一个人德行积累很少，物质积累过多，那么超出精神的这一部分物质就会渐渐消失，甚至会导致天灾人祸，这是人无法抗拒的事情。

我们不能只看重物质，一定要把注意力放到提升精神上，当我们不断积累德行的时候，就算物欲暂时得不到满足，心里也会有一种欣喜感、充实感。

• 主动平衡：以物换德，导致人为修福。

当你理解了能量守恒定律，就可以主动运用它创造平衡，从而趋吉避凶、消灾免难。也可以主动地运用它创造不平衡（多积德并减少物欲），从而改变命运。

如果你发现自己生命中的物质远远超出了自己的精神能量，外在所得远远超出了内在所获时，就可以主动把外在所得贡献出去，帮助那些有需要的人。

总而言之，就是要让内在大于外在，让精神大于物质。

物无美恶，过则为灾

我认为"物无美恶，过则为灾"是一句很有哲理的话，值得反复揣度。这句话大概的意思是任何东西都没有好坏之分，一旦过量，就可能会变成有害的事物。应用到现实生活中，对我有以下几点启发：

· 目标要少而精，要学会专注，避免焦虑，规划自己能力范围之内的目标。

· 努力进取时不要贪多，要为自己每一天的进步而喜悦，不要浮躁，接纳平凡，但要保持成长的心态。

· 在物质上要精简配置，关注物品的利用率，向内追随自我，向外拒绝攀比，尽量不为过度包装和品牌买单。

· 情绪不要起伏过大，不要害怕他人的指摘，也不要依赖他人的认可，成为一个情绪稳定、禁得住打击的人，分清关注圈和影响圈，只处理自己影响圈之内的事。

· 在饮食上多吃天然健康的食材，少盐少肉少添加剂。

生活的主角是你，而不是物品。在日常生活中，我们可以将身边所有"不需要、不适合、不舒服"的东西替换为"需要、适合、舒服"的东西。这是我一点小小的生活哲学。

世间万事都是有因必有果

世间万事，有因必有果。当你老了，回顾一生时，可能会发现：你在哪里读书，选择什么职业，什么时候恋爱，什么时候结婚，都是命运使然。

只是你当时站在命运的分岔路口，眼见风云千樯。你作出选择的那一日，在你的日记上，也许十分沉闷且平凡，你以为那是生命中普通的一天。可是，人生漫长，我们今天所走的每一步，经历的每一个瞬间，作出的每一个决定，都可能会成为未来的遗憾，也可能会带你走向幸运。

我建议你读一点《易经》，这样你在判断一件事时格局会横向拉宽很多。以前，我解决问题的方法是"头痛医头、脚痛医脚"，很少能用"全局眼光"进行分析，而现在我会从多个维度思考，会考虑作出每个决定之后可能会遇到什么样的机会和问题。

虽然人没有未卜先知的能力，但可以找到事物发展的规律和其中的因果关系，趋吉避凶。这种深度思考问题的方法使我快乐。

轻装上路

轻，对我来说很有意义，这个字某种程度上塑造了我的价值观。

我奉行做生意要轻资产，人与人交往要轻姿态。

日常吃简单的轻食，口味清淡。

坚持锻炼、瘦身，保持轻盈的姿态。

健康

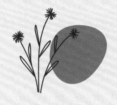

我们身体里的"元神"

中医认为，我们每个人身体里与生俱来就有一位"元神"，它是精神、意志、知觉、想象等一切生命活动的统帅。举个例子，睡眠障碍可谓现代人的通病，我们虽然躺在床上，大脑却异常活跃，天马行空的思绪一直收不回来，这就是因为"元神"放出去以后，回不来了。

为什么会有这样的现象？

因为睡眠是由阳入阴的过程。白天，阳气在我们的体表守护着我们的身体，不让病邪入侵。到了晚上，阳气开始收敛，由阴气来安抚我们入眠。如果身体阴虚火旺，气血津液能量不足，或者夜晚消耗了太多"神气"，比如剧烈运动、情绪亢奋，神就很难收回。如果睡前心情焦躁、辗转反侧，长此以往，各种疾病会随之而来。

《黄帝内经》有"形与神俱"，指的是既健康又长寿，生命的质和量达到了平衡，身体健康且神采奕然。"动养形，静养神"，此处的"形"是指的是形体，"神"是指元神，所以要动静结合，形神兼备。

我们躯体里的元神，需要花时间去精心呵护，让身体和元神都保持良好的状态，就算哪一天生命突然终结，也算是得到了善终。一个人走完人生的轮回，完成天赋的使命，安然逝去，这其实是一种福报。

前段时间，我90多岁的大伯在晚上起夜后，回到床上便安然去世。他是我们家族中在这一年离世的第7位老人，他们好像结伴去了天堂。

大伯走得很安详，他在去世前一天还和儿孙们相谈甚欢，说起了兄弟姐妹，说他十分想念已经逝去的家人。他当时的状态还很好，谁都没想到这竟是最后的道别。但一个人能在睡梦中安然地离世，也是一种运气。

据我观察，长寿而得善终的人大多脾气很好，不钻牛角尖，形神兼备，大智若愚。这也给了我新的启示，让我更加意识到我要好好养"元神"，好好吃饭，好好睡觉，关注当下，过好每一天。

腹式呼吸法练习

腹式呼吸法是瑜伽中常见的呼吸法，具体方式为：吸气时全身用力，让腹部鼓起，持续吸气，屏住气息几秒，接着平缓匀速地吐气，持续几秒，此时腹部要尽量凹陷，这样做 15 次。腹式呼吸法不受时间、场所的限制就能练习。

腹式呼吸法也是一种养面相的有效方法。它能排出毒素，修复鼻黏膜，而且利于睡眠，可以养财帛宫。吐纳呼吸能让体内的浊气得到净化，脸部也会自然地呈现像玉一样的光芒和质感。

如何改善睡眠？

多年以来，我都习惯从晚上 10：30 睡，早上 7：30 起，有时还会午睡一个小时。

无论是护肤、抗衰老，还是养生，我一直都强调，睡眠质量是第一位的，但有些人会反驳说先天基因和后天做医美才是关键。其实，就算你做了所有的医美项目，但是长期熬夜、睡眠不好，那你的皮肤和精神状态也不可能一直保持好的状态。

30 岁之前，我们皮肤的好坏确实取决于先天因素，但 30 岁之后，你的皮肤就是你生活的显示器。如果你日常不注重保养皮肤、也不做医美项目，就更要保证睡眠质量，这样才可能有好的皮肤状态。

为了睡得好，我尝试过很多方法，总结出了以下几个有效的方法。你不需要每一条都践行，因为每个人的体质不同，但是你可以多尝试，总有一条适合你。

中药调理

肝郁、思虑过多的人大多睡不好，一到晚上就胡思乱想，白天脾气暴躁。有经验的中医会推荐张仲景的小柴胡汤方剂，连吃 7 天，能有效地疏肝解郁安神，这个方子不仅可以治疗感冒发烧，还可以补"少阳之气"。但一定要在医生的指导下服用。

通过膏方进行调理

肝火旺、心火旺都会让人火气大，脾气大，夜里睡不着。肝火旺的人要养肝，服用玉蚕枳椇膏简单有效，它由玉竹、栀子、酸枣仁、桑叶、薏苡仁、蚕蛹、菊花、桑葚等熬成。心火旺的人容易喉咙发炎，口干舌燥，适合服用玉竹薄荷膏，它由玉竹、苦杏仁、桔梗、蒲公英、山楂、甘草、橘红、乌梅等制成。

睡前两小时泡脚或泡澡

可以尝试用罗大伦博士推荐的疏肝解郁方泡脚，水温不要超过 45℃，每次泡 20 分钟，泡完脚后要多喝水。

睡前喝一支胶原蛋白液

胶原蛋白中含有近 20 种氨基酸，其中最重要的是羟脯氨酸，它的含量高低是评价胶原蛋白品质好坏的重要标准。羟脯氨酸能有效舒缓神经，促进深度睡眠。皮肤中的胶原蛋白需要在人体进入深度睡眠后才能合成，所以如果你睡得好，次日起床时会觉得皮肤饱满透亮，状态很好。

服用玉灵膏

针对气血双亏导致的失眠，服用玉灵膏很有效，它是用桂圆和西洋参经过 40 小时熬制而成，对改善血不养心、气血双亏导致的失眠很有效 。

戴滴了艾草精油的蒸汽眼罩入睡

我长期戴蒸汽眼罩睡觉。因为很喜欢艾草的香味，有一天我突发奇想，把艾草精油滴在了蒸汽眼罩上，发现蒸汽可以让精油渗透到皮肤里，进而起到缓解黑眼圈和细纹的作用。睡觉时先调整呼吸，把注意力集中在鼻尖，闻着艾草的香味，很快就能入睡。

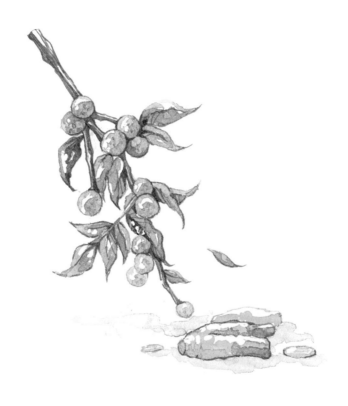

最后，想要拥有好的睡眠，最重要的还是不要思虑过度，要有"天掉下来当被子盖"的好心态。

调息与寡言

调息，是有意识地练习深呼吸，将每一口气吸到腹部微鼓的状态，然后慢慢呼气。

刚开始练习时，呼吸节奏很容易被打乱，但是没关系，想起来的时候就练习调息，时间长了，呼吸方式自然就会改变。

寡言，即少说话，最重要的是少说废话、空话和会引发冲突的话。

话说多了会伤气。深呼吸和寡言是最好的养肺方式。

冥想与自省

天气渐冷，我不穿袜子，但手脚依然暖和，特别是脚心和掌心。肢体末端可以自发地保持温暖，这代表我血液循环好、阳气足，而且我脸上的气色也越来越好。

观察自己每天的细微变化，感受生生不息、日新月异的生命状态，那是一种事物不停地在向好的方向变化的状态。

静下心来，从这些细微的变化中反观自己，我们的状态、能

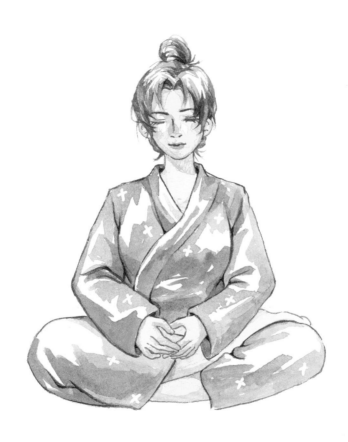

力、智慧，或者我们的生活是在一天天地变好，还是在一天天地变坏？抑或是十年如一日，始终没有生机和生命力？

我没有急需赶到的目的地和急需完成的目标，所以我每天早上都会进行冥想与自省。

从中医的角度解读月经提前

结合我和我身边人的经验，以及中医的相关理论，月经提前通常是以下两个原因引起的：

· 气虚。

气虚，便不能控制血液的流向，冲脉和任脉失去了应有的调节功能，因而月经会提前。

气虚的人舌头肥大，舌头有齿痕、颜色淡。

气虚一般是产后亏虚、气血双亏、伤了精气引起的。可以用生黄芪、玉灵膏调理，每天可以适当运动或者健走、晒太阳。

· 血热。

血热的人通常会肝气郁结、心肝火旺，进而使经血运行紊乱，因而月经量少、时间提前。

血热的人舌头发红，基本没有舌苔，有镜面舌。

血热的人还会长白发，她们的饮食通常过于辛辣，是由肝郁、肝火旺、焦虑、熬夜、压力大等引起的。可用滋阴润燥的食物（如燕窝）和养生茶来调理，可以服用玉蚕膏或者铁皮石斛膏。晚上早睡，平日里慢生活。

当然，如果长期调理仍不见好转，或者还伴有其他症状，一定要及时就医，在医生的指导下采取治疗，不要讳疾忌医。

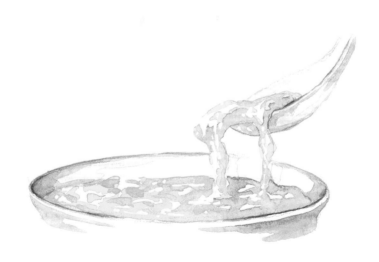

情绪

情绪面容

我是一个脾气比较好的人，很少生气。一次直播时，一个朋友提到一个概念，叫"情绪面容"，并说负面情绪会影响面容，还以我为例给大家进行了详细的讲解。这与我一直提倡的静心养面不谋而合。

提到不生气的智慧，我有一些心得体会想与大家分享：

说话要慢一点。性子急的人通常爱生气，把语速放慢，大脑有思考的时间，情绪会缓和很多。

不要一心二用。不要一边吃饭一边看手机，也不要一边开会一边回微信。即使工作再多，脑子里也应该有清晰的时间轴，轴上的坐标就是解决各个问题的时间节点，这是一种效率很高的工作方式。

不生气是因为我有解决问题的底气。遇到事情不要慌张，先努力想办法解决问题，一次我和故里小姐直播，她的助理不会录播，十分着急。其实方法很简单，我打电话给我的助理请她协助，很快就解决了问题。

有包容心，承认人不是完美的，每个人都有自己不擅长的东西。以工作为例，如果我的下属什么都行，那他们早就自己创业去了。我的团队里一开始没有特别优秀的人，我慢慢给他们机会，观察他们擅长的领域，并引导他们独当一面。现在我的团队成员都获得了成长，我也省心很多。

我极少与人发生正面冲突。即便得到网友的恶意评论，我也从不回应，因为他们根本不了解真实的我。要尽可能地远离负能量，远离让自己烦心和不适的环境和人。并学会及时止损，保证自己所处的能量场是能滋养人的。

阅读。多看书，拓宽眼界。

心慈则貌美。我坚信这一点。

克制欲望，缓解焦虑

当你的欲望与自己的能力匹配时，就不会焦虑。

如果欲望比你的能力低 20%，你也会很有幸福感。

那么，要如何缓解焦虑呢？

我的建议是要么提升能力，要么降低欲望。

如何克服不良情绪

我最近落枕，其实是肩颈过度劳损了，于是去我家附近的社区医院进行艾灸和针灸治疗。社区医院的推拿针灸收费低、信誉好，所以患者很多。在针灸的过程中，我观察到，一位姓杨的医生服务态度特别好，说话时不骄不躁，语气平缓，十分有耐心。

一般来说，在患者比较多的医院，除了询问病情之外，医生很少与患者聊天，因为不能耽误时间。但我发现这位杨医生对待每一位病人都很细心，她会耐心解答每一位病人的问题。她在帮我做针灸时手法十分娴熟，还不断地安抚我，让我放轻松，并给了我很多养生保健方面的建议。

我认为她的种种做法，正体现了我常说的"耐烦"。现代女性常常身兼数职，每个人完成无数小事。事情一多，工作一忙，就容易不耐烦、发脾气，进而导致心火旺，久而久之不利于身心健康。

有一天，我微信群里的几个朋友都说自己因为情绪焦虑、压力太大而出现了内分泌失调、甲状腺疾病、提前闭经等问题，大家开始讨论如何缓解焦虑，克服不良情绪。

我认为，对于这个问题，要做到以下几点：

第一，要有大局观，分得清事情的轻重缓急。那么多琐碎的事，哪些是最着急的，哪些是比较重要的，自己在心里有一个排序和计划。

第二，要把每一件小事、每一个小麻烦都当作修行，放平心态，时间久了，你的情绪就会逐渐稳定，便不再会觉得烦躁了。

第三，要对事不对人。人际纠纷往往是偏见所致，这样内耗太多，只要能把事做好，那由谁来做都不重要，所以不要给自己设定立场。

第四，要记录身边的小事与自己的感悟，并与他人分享，这也是一种修行。

最后，一定要记住：劳心者最伤阴。做事情不要过于追求完美、纠结细节，产生不必要的内耗，对自己和他人的要求都要降低一点。人的欲望不断攀升，永无止境，当一个人的能力与欲望不匹配时，就容易产生焦虑。如果有达到 100 分的能力，做事时付出 80 分的努力即可，这样坏情绪和焦虑自然就能得到有效的疏导。

有愉色者必有婉容

有深爱者必有和气，有和气者必有愉色，有愉色者必有婉容。

这句话的意思是，如果你对这个世界充满温情和爱，你的心中就必然拥有和顺之气，能温和地待人。拥有和顺之气的人，脸上就一定是和颜悦色的。

每一天都是你的人生积累。长期保持和顺之气，脸上始终和颜悦色的人，看起来一定也是端庄秀丽、婉约动人的。

用生命力打败容貌焦虑

似乎每个女性到了一定年纪都会有容貌焦虑，只是程度不一。我也不例外，这两年我了解了各种医美项目和抗衰产品，也会留意大街上不同类型女性的状态。

我遇到过一些外表并不惊艳的女性，但你第一眼就会被她吸引，我发现，她们与人对话时，脸上总是充满了自信和从容。

于是，我开始思考一个问题：既然容颜的变化是不可避免的，那么到底怎样才能保持自己的女性魅力呢？我觉得关键是要保持一个人眼里的光和精气神，这些东西无法通过外部手段获得，这是一种生命力。

所以，我告诉自己不要对容貌、身材，以及自己外在的瑕疵太过在意。人生路漫漫，外在的美只是一时的，我们拼的是闪闪发光的眼神和神采奕奕的生命力。

心理

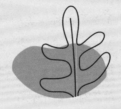

用界限维持内心稳定

最近，我觉得有一个问题值得好好思考，那就是如何做到内心稳定，不被外界干扰。

首先，我曾在书上看到过两个概念——关注圈与影响圈。关注圈是指我关注到的，但我无法改变的那些事情；影响圈则是指只要我做出努力，就可以改变或控制的事情。在思考是否要过度参与一件事之前，应该先区分这件事属于哪个圈子。我通常只会在我的影响圈里持续发力，多多用心，当你的影响圈变得越来越大时，你会先发现，你的生活和事业变得越来越好，幸福感也越来越强。当然，这需要通过很多的小事进行修炼。不过，只要有这个意识，你的生活就会慢慢改变。

其次，我经常说，不要纠结于小事。那么，什么是大事，什么是小事呢？在我看来，我的努力可以影响结果的，能搭建可以使人长期受益的系统，且能持续发力的事件，以及那些能让人生产生转折的就是大事。

比如，决定坚持运动、早睡等就是大事，是一定要严格执行的。至于做什么运动，用什么方法早睡，这些是战术，都是小事，可以摸索多种不同的方法，没必要过分拘泥于某一种。

再比如，父母每天督促孩子写作业时都会着急上火，其实只是徒增烦恼。有的孩子开窍晚，而有的孩子天赋不在应试教育上，家长可以给孩子更多元的选择，多去开发培养孩子的兴趣特长，并在择校、择业上做出合适的指导。

我并不是说小事不重要，但太过于沉迷于小事，会失去大局观。而大局观就是方向，如果方向错了，再多的努力都是白费，还会让自己陷入纠结和焦虑中，难以实现内心的平和。

学会享受"舒适区"

一次，闺密喝醉后抱着我痛哭了一个多小时，她说觉得压力很大，快被逼疯了。

她是一个好强且生命力非常旺盛的人，危机感和责任心都很重，在工作上力求完美，有时会把自己逼得太紧。

我们常说，人应该脱离自己的"舒适区"，在伸展区不断地成长，但当我们把伸展区的成长当作信仰一般，视作理所当然时，一旦退回舒适区，你就会变得焦虑不安。

在我看来，努力工作和学习，是每个力求上进的人都能做到的事。

退回舒适区时，要学会享受这一刻的愉悦，这时候，"不思进取"反而是比较难做到的事。

生命之路很长，爆发力惊人的人可能会赢在起跑线上，但是这样对身体和精神的损耗太大，普通人在这种状态下跑完半程可能就已经无法支撑了。

除了爆发力，我们更需要稳健的控制力。知道什么时候该停下来给自己蓄力，只有保存足够的能量，才能蓄势待发，更好地跑完这一程。

在前行的路上，产生危机感和焦虑感可能是因为你正在见识更大的世界，而这个过程本身，就是成长。

保持热情，始终年轻

我认为，想一直对生活保持乐观与热情，应该做到以下三点：

1. 心思单纯，没有过多的物欲；

2. 有愿意全情投入的兴趣爱好，并能够持之以恒地深入其中；

3. 对于你所认同的观点，行动也要跟上来，做到知行合一。

爱上自己的不完美

之前，一个 22 岁的女孩向我咨询法令纹的问题。我诧异地问她："你这么年轻怎么会有法令纹呢？"接着我让她给我发了一张自己的照片，我想看看她脸的下半部分。不出所料，是下巴后缩让她的脸上出现了浅浅的法令纹，这种情况大多是幼时不良的呼吸习惯所致。这会让人的面部变得扁平，还会有浅浅的法令纹，其实问题并不严重。而且，完全没有法令纹的人笑起来时脸会显得很僵硬，浅浅的法令纹反而会给人增添一点俏皮感，看起来很可爱。

现在，很多年轻女孩都被随处可见的医美广告洗脑了，她们熟知各种专业术语，总是紧盯着自己脸上的小缺点不放，看不到自己的优点，更不懂得去放大优点，所以很容易产生容貌焦虑。

而且，就算女孩脸上的法令纹没有了，她的气质和容貌也不会有太大改变，但如果她懂得放大自己的优点，对自己的头发、皮肤、身材、气质都管理得当，那她的整形象会有很大的提升。此外，矫正牙齿也是改善容貌的途径之一，但这需要较长的时间。

这是我一直秉承的变美理念，即学会爱上自己的不完美。

即使五官平平无奇，只要把皮肤和头发打理好，保持身材，多看书，多提升自己的内在，你的形象和气质也会得到提升。

以积极的心态面对命运

我时常看到涉及宿命论的言论。在我看来，命运能决定人的下限，但能到达什么样的上限，则要看个人的修为。

比如，命运能决定一个人的起点，而这个人能赚一万还是一千万，则要看个人的修为。

我所说的修为，并不是指做好人好事所积累的福报，而是所有后天可以培养的能力和心态。比如商业上的洞察力、终身学习的能力、执行力、与人合作的能力、上进心、抗压能力、逆商、情商……这些都是后天的修为，某种程度上，这些修为决定了你能拥有怎样的人生。

人生海海，我们每个人都是一粒小小的尘埃。命运决定不了一切，与其纠结于无法改变的过往和尚无踪影的将来，不如过好当下的每一天，不断精进自己的修为，拒绝被命运主宰，通过修行驾驭命运和人生。

不要被小事困扰

马东有一段评价蔡康永的话给了我很大的启发，他说蔡康永情商极高，让人如沐春风，但他不是在拍马奉承、委曲求全，而是看透了人情世故，讲原则、有底线，在让别人舒服的同时，也能痛痛快快地做自己。

蔡康永的高情商，对外的表现是与人为善，最关键的是，他不会伤害自己，也不会违背自己的原则。

我们可能经常会遇到一些两难的情况：朋友新买的衣服不合身但她很喜欢，我们要不要顺着朋友说"好看"？老板在朋友圈里转发了观点偏颇的文章，你会不会"昧着良心"评论"很有道理"？很多人都会在遇到类似的问题时不知道如何是好。

但对蔡康永而言，这些都不是困扰。

他说："在这种情况下，我大部分时候会采取赞成态度。因为这些小事和良心实在没什么关系，却会严重影响你的人际关系。别把良心消耗在这么表面的事上，良心没这么廉价，如果真的在乎，用得到良心的地方多得是啊。"

这一段话真是让我豁然开朗。

是呀，我们为什么要在这样的小事上为难自己和别人，弄得双方都不愉快呢？

与人往来，有时需要自省：

我们脱口而出的评价，是否会影响别人愉悦的心情？

你所谓的真性情是否会凌驾于别人的喜悦之上，给别人的兴致和热情泼冷水？

你如何能高高在上地认为自己的审美和意见就一定是对的呢？

为什么要在这种无伤大雅的问题上为难他人，给人难堪？真的不是因为嫉妒吗？

当然了，以上这些反省只是在对异议表示尊重。每个人都有自尊、自恋、自重的需求，不损伤别人的自恋与心情，我认为是做人的基本修养。

淡然对待他人的评价

总有"花粉"问我：我要在乎别人的评价吗？

我觉得不同年龄阶段的人的答案是不一样的。

年轻时，我很在意他人的评价，脾气也比较暴躁，情绪一般都写在脸上，而且从来不怕与人正面争论，行事直接。

30岁之后，我在事业上小有成就，议论我的人更多了，但我反而不会那么在意别人的评价了，而且，有时间议论我的人一般都不如我成功。这些评价多少会影响我的情绪，所以我会对这些人敬而远之，只有心神清明，才能专心成事。

40岁之后，我的心态有了转变。我的事业有了更大的进步，议论我的人似乎也更多了。但这时的我对自己更加有自信，心态也更稳了。我可能会听一听大家的议论和评价，有则改之，无则加勉。

其实，就事论事、不涉及人身攻击和诽谤的议论对我们是有益的，能给人启发。比如，此前我发过两篇文章，得到了许多关注，网友的评论给了我许多思考的方向，也给了我不同的视角。

而对那些莫名其妙、断章取义的语言暴力和人身攻击，我们根本不需要太过在意。每个人的处境不同，所以看问题的角度自然也不同。

我看过许多中国哲学类的书籍，受老子和曾国藩的影响比较多，经常会自我反省，做人做事尽量中庸平易，懂得韬光养晦，也懂得在关键时刻展现自我，我认为这是一个人在当下社会需要具备的平衡状态。

锋芒毕露不是好事，惹人嫉妒更不是好事。要学会在合适的时候说合适的话、做合适的事。和光同尘、中庸平易的人处事时才能真正做到如鱼得水、深得人心，成就一番大事。

现在的我，不会在意别人的议论和评价，但我会用利他思维来自省，并多做一些能帮助别人的事情。输出一些有价值的信息，做一些温暖且能积攒福气的事。

以不内耗的态度面对"耳不顺"

你有没有发现，同样的一句话，不同的人听了之后会有不同的解读？而人际关系的恶化大多来自语言上的误会。

耳顺时，你听到什么就是什么，不会对别人的话作过多解读；耳不顺时，你听到别人的话之后会揣测那些话背后的意思——他是不是在嘲笑我？是不是觉得我烦了？是不是看我不顺眼？一来二去，就会因言语而产生误解。

耳不顺时，人容易纠结于小事，如果产生妄想，还会在梦中与人吵架，彻夜不安。其实理性地去想，大部分人都很忙，除了自己的父母，没有几个人会把时间和精力放在你身上，花这么多时间去揣测别人的用意，是一件伤神且浪费时间的事。

打消心里的不平衡感

我的粉丝群里常有人问："我热心地帮助别人，却没得到感激和回报，反而让我徒增烦恼，为什么会这样呢？以后我还要不要帮助别人呢？"

帮助别人是要有底线的，不要做滥好人。在不损害自身利益，且对方为人处世比较正派的情况下，我们才能向其施以援手。这是在行方便德，也是在给自己积攒福报。

在此之后最好忘掉自己的善举。时不时对他人提起自己的功劳，容易惹人讨厌。帮助他人之后想索要回报与感恩，施以援手的善举的性质就改变了，而且不对等的关系很难长久，甚至会让人心生怨恨。

其实，大部分人做好事、帮助他人都能得到回报，只不过你需要把眼光放长远一点，才能看到回报。这十几年来，我在社交媒体上分享了很多经验，从育儿之道到养生心得，有一部分人因此受益，也有人对我进行过诋毁和质疑。

但那又怎么样呢？

不要过于注重某一件事的结果，或某一个人对你的看法。

从长远来看，这种付出和分享对我终归是有益的。

从容面对他人的打击

为什么我进步了、变得更好了，朋友或同事却总是打击我？

其实，这是因为他们嫉妒你，这是人性所致。当你获得成长和进步时，能真正为你鼓掌喝彩的人是极少的，这需要对方有一颗宽容强大的心。

朋友看到你突然找到减肥、学习或职场晋升的目标，可能会心生迷茫和焦虑，他们会想："你有了自己的目标，我却一事无成……"于是有了紧迫感和不安全感，甚至会用语言打击你。

如果你真的因此而放弃了自己的坚持，选择与对方一样庸碌无为，他可能马上就会放松下来，并且嘲讽你："我就知道你是三分钟热度……"

面对他人的打击，我认为正确的应对方法是不予置评，并默默地朝着目标努力。

你把事情做成了，实现了目标，对方自然会发现他们的打击和中伤对你的生活毫无影响。

我知道你有时会嫉妒

为什么看见闺密嫁得好，心里会觉得不舒服，会产生不平衡感，甚至会产生嫉妒之心？

你可能会想："我从小读书很努力，长得也不难看，只是找对象时没有考虑对方的家境等因素，所以现在的生活才充满了琐碎和烦恼；而她却通过婚姻轻轻松松地换来了富足的下半生，这让我感觉有点不平衡。"

在销售界，有这样一条定律——朋友的生意最难做。

这里的朋友指的是闺密、经常见面的亲戚和朋友，我把他们归为 A 类客户。从人性的角度分析，越是知根知底、水平相当的朋友，潜意识中越容易有竞争意识。他们可能会不希望你赚的钱比他们多，不希望你过得比他们好。除非你已经比对方领先一大截，他在短期之内无法超越你。所以，你心里有些不平衡是很正常的，你能说出来，反而说明你为人坦荡。

而对嫁得好的闺密心生嫉妒，是因为你的价值观被颠覆了。

传统的价值观告诉我们，只要努力就能过得好，所以我们希望通过自己的努力改变命运，成为自强自立的女性，与一位善良的男人结成人生伴侣，建立起幸福的小家，从此过上幸福的生活。

但是，请注意，这里有几个错误的认知：

上学时，学习成绩好的人，以后就一定会比学习成绩差的人混得好。

各方面条件好的人，就一定能比普通人嫁得好。

嫁给有钱人就是贪慕虚荣。

所以，当你发现，学历、长相都不如你，且被你压制多年的闺密嫁得比你好时，你的内心就会产生失衡。

然而，在漫漫人生路上，选择比努力更重要。很多人把自己人生的境遇归结为运气，其实，所谓运气，不过是无数正确选择的结果。所以你的闺密嫁得比你好，不过是因为她在某个人生阶段作出了更正确的选择。此外，还有许多不同的选择。比如晚婚，多谈几段恋爱，多看看外边的世界，这是一种选择；在决定恋爱前，把对方的经济收入、家庭背景纳入综合考量范围，这也是一种选择。

所以，在"闺密嫁得好"这个结果背后，其实有你看不到的努力。

那么，要如何恢复平常心，正确看待闺密更优越、更富足的婚姻生活呢？

首先，你可以朝其他方向努力，让自己成为"豪门"，去挣得自己想要的富足生活。其次，你可以培养自己的生活情趣，把平凡的生活过得更有仪式感，不与人攀比，享受生活中的"小确幸"，这些都是很容易实现的。

经验

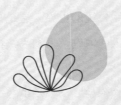

如何摆脱原生家庭的影响？

最近我在一个创业群里参与了一场讨论，主题是分享对自己人生影响最大的三件事。

其中一个女孩的分享让我印象深刻，当时，她还没开口就泪流满面。

她现在是一家手机游戏公司的创始人，但仍逃脱不了贫穷的原生家庭带给她的影响。她讲了自己小时候的一个场景：她的妈妈打开钱包数钱，一共只有21块钱，这是她们四姐妹一周的伙食费，生活非常拮据。我听了也很有感触。

据我观察，与普通家庭的孩子相比，贫困家庭的孩子长大后更容易自责和自我反省，他们通常内心要强，较为封闭，不太愿意寻求他人的帮助，而更急于证明自己。以这个女孩为例，在她公司的员工离职或者合伙人退出时，她首先会自责，认为是自己在某些方面没做好，才会导致这样的结果，于是一个人硬生生地把这些困难扛了下来。而性格开朗的人通常会认为，肯定还有其他原因，比如性格不合、理念不同，或者时机不对等，并不会过于自责。

即便她早已跳出了原生家庭的阶层，甚至已经实现了财富自由，但这种烙印依然深深地刻在她的骨子里。

听完她的分享，我们纷纷安慰她，其实在外人看来，她已经非常成功了——事业有成，靠自己的能力实现了阶层跨越——应该为自己鼓掌。

我对她了解得不够多，不好妄下建议。

但是，她让我想起了年轻时的自己。那时的我因为身体比较差，出身于单亲家庭，也很要强而且自卑。后来，我改变了自己的"一根筋"思维，试着把身段放柔软，学会向他人寻求帮助。

后来，我发现，一个人越是不自信，越放不下面子，就越不喜欢开口求助。但独自一人长时间承受所有的压力，并不利于身心健康。

我们应该把原生家庭带来的那些影响当作修行，不要害怕示弱，也不要害怕向外界求助，更不要囿于过去的苦难和经历。要勇敢走出自己的舒适区，成为更开放、快乐、自洽且圆融的人。

不幸家庭的共同特点

家，是让人感到松弛和安全的港湾，但如果家里有一个成员神经特别紧张，容易焦虑，经常一点就着，控制欲很强，那这样的家会变成修罗场。

在这样的家庭中，通常会有一个什么事都不做、一身轻松的父亲，以及一个什么事都需要自己做、喋喋不休的母亲。

而在这样的环境中长大的孩子，往往从小就懂得察言观色，大脑的所有神经都拿来应对压力了，还可能影响睡眠质量、生长发育和脾胃的健康，自然也无暇去探索未知和发展自我。长大之后会变得谨慎多虑，缺乏自信。

其实，在小家庭中也应该像在职场里一样，每个人各司其职、相互配合、多多沟通，这样才能让家变得温馨、幸福。

出身贫寒的人应该如何翻身？

这是一个朋友最近在微信群里问我的问题。我认为它很值得探讨。

对"寒门还能不能出贵子"这个问题，大家不必太过悲观，据之前我所在的一个创业群所做的一次不完全统计，群里70%的人都出生于贫困或者不富裕的家庭，而且大部分人都是白手起家的。

总的来说，出身贫寒的人至少可以从四个方面改变命运：

1. 家庭氛围

有些家庭虽然贫穷，父母的学历不高，但他们"治家有方"，也很有远见。我的一位同学曾说，他小时候家里很穷，但他的母亲总是把家里收拾得干干净净，还种了许多花，对待生活很积极，也很有热情，这些都对他产生了很好的影响。

2. 接受教育

对穷人家的孩子来说，接受教育是摆脱贫困的重要手段。不论是从贫瘠的山村走入富足的城市，还是从小城镇走进大都市，接受教育都是一条必经之路。但是，接受教育并不是唯一的出路。如果没有考上大学，那么踏踏实实地学一门技术也很有用。

3. 婚姻

无论男女，都有不少人是通过婚姻改变命运的，但很多人会对此表示鄙夷，说人应该靠天靠地靠自己，怎么能靠婚姻呢？仿佛这样就亵渎了婚姻一般，其实大可不必如此。

因为这样的想法会让很多人错失靠婚姻改变命运的机会。很多人在年轻时并没有意识到，这里所说的靠婚姻改变命运，并非简单地依靠另一半的资源和财富成事，而是说，婚姻还有很多更重要的意义，很多时候能在精神方面给你助力。

所以，我个人建议出身贫寒的人不要太早结婚，也不要太早确定结婚对象。

4. 自我觉醒

如果你已经错失了前面三个改变命运的机会，那么，请你一定要把握住最后这个机会，它也是最重要的一个机会——自我觉醒。

也许突然有一天，你会发现，贫穷的本质其实是思维模式，于是你开始把富人的思维方式融入生活。比如，永远让自己看起来精神且体面，懂得与人合作、建立关系，而非嫉妒他人、一味竞争。再比如，懂得三缄其口、不去抱怨，分得清什么是消费、什么是投资。懂得向那些对你有用的人学习，远离那些对你有害的人。学会把自己的长处发挥到极致，而非甘心做一枚平凡的螺丝钉……

以上只是自我觉醒的一小部分例子。当你的自我意识觉醒后，你一定会找到适合自己的机会。

穷人家的孩子的确很难翻身，但这并不代表做不到。一定做不到和可以做得到，也是穷人思维和富人思维之间的区别之一。

夫妻的相处之道

最近我与朋友讨论夫妻的相处之道，我发现，夫妻和睦相处其实没有什么特定的方式，性情相合最重要。

《易经》里把男人和女人分为乾与坤，男人是天，所谓"天行健，自强不息"，女人是地，所谓"地势坤，厚德载物"。

大概的意思是，男人要努力上进、有担当，女人要心胸宽广、善包容。这就是"乾坤配"。世间万物都是阴阳相合才最合拍，但是在现代社会，女性越来越强，一个人就能顶起一片天，所以夫妻关系有可能变成"乾乾配"，两个人都想当那个能主导婚姻和家庭的人，长期如此可能会争吵不断。

另一种是"乾女"配"坤男"，这种组合相对较少，但只要双方不介意世俗的眼光，互相配合默契，就能够和谐相处。我有一位事业有成的女性朋友，她的家庭就是女主外男主内，双方配合得很默契，生活也很幸福。

所以，未婚男女在婚前要多进行思考，想清楚你希望拥有什么样的婚姻关系。

但万物都有变数，两人之间的关系也会随着时间的变化而改变。我认为，不需过度在意关系的变化，也不需要改变任何人，应该专注于自己，让自己不断去适应变化。

如何面对闲言碎语？

背后说你是非的人，其实都是不如你的人。

你做得越多，在背后议论你的人也越多；

你过得越好，背后嘲讽你的声音就越大。

这就是人性。

所以，对付他们最好的方法就是不在意、不解释、不回应，直接无视他们。

面对他人的中伤，如果你勃然大怒、立即反击，便正中对方下怀。

非议你的人就是想看到你因为他的言论而失去理智、甚至伤心。

嘲讽你的人蓄势以待，以为你会站在擂台上与他对战，结果你云淡风轻地一笑置之，他自然会觉得自找没趣儿，只能识相地闭嘴走开。

学会拒绝能让你变得更珍贵

很多时候我们会因他人的需要、求助而疲于奔命，把自己搞得身心俱疲。在某些情况下，你伸出援手只是因为不好意思拒绝，觉得这些事都是举手之劳，所以能帮就帮，但无数小事堆积起来会非常消耗你的时间和精力。

对每个人来说，时间都很珍贵，如果想平心静气地把一件事做好，就不应该被过多的琐事打扰，琐事会使你的整块时间变成碎片，所以，在某些情况下，我们要学会勇敢地拒绝别人。

而且你会发现，即便你经常对他人施以援手，但有的人好像不会把你当回事，也不在意你的付出，这可能是因为你显得太好说话了。人们在背后叫你"便利贴女孩"，因为不论有什么事情，别人一找你帮忙你就答应，久而久之，你的付出就会变得没那么珍贵。

除了说"yes"以外，还要懂得说"no"。

拥有亲和力虽然很重要，但人的价值大多是靠拒绝获得的，学会拒绝能让你变得更珍贵。

如何才能有好人缘、贵人运？

从大学毕业至今，我的运气一直不错，机会多，人缘好，遇到了不少贵人、好人。其实我个人能力一般，但我的运气给了我很大的加持，我的事业、工作、爱情发展得也相对比较顺利，朋友们都很喜欢我、照顾我。怎么才能拥有好运气呢？我就自己的经历做了如下总结：

· 要懂得及时行乐，圆融自洽，用自己的乐观去感染身边的人，这样大家都会喜欢和你相处，也愿意和你共事。

· 你看到的、想到的，就是你所创造的世界。所以，如果你坚信这件事能成功，那就一定能成功。

· 承认自己的不完美，大方地袒露自己的不足，这样才能获得更多的帮助，因为很多人都有帮助弱者的心态。

· 善于说话，懂得真诚地夸赞别人。对帮助过你的人，要勤于问候、懂得回馈，并时常夸赞对方。

· 在小事上懂得适当偷懒，给别人展现能力的空间。

· 懂得感恩，不做老好人，也不存坏心眼。

· 不沉湎于悲伤，时常记得要快乐地生活。

· 不要太在乎别人对你的看法，你如何看待别人更重要。

· 切忌刀子口、豆腐心，因为语言也会伤人。

• 不要固执己见，学会听取别人的建议。

如果能做到以上 10 点，你会发现你的人缘越来越好，身边也会出现很多愿意帮助你的人。

如何拥有好运？

最近一个微信群里有一些朋友在探讨"运气"，我结合自身的经验，试着简单分享了自己的一些体会。

所谓运气，其实是无数个正确选择的叠加。那么，提升运气的方法，就是提高作出正确选择的概率，尽量避免作出错误的选择，那会有损于你的运气。

那具体要怎么做呢？

• 作决定时不要赶时间，忙乱中最容易出错。

• 要保持稳定的情绪。等情绪稳定时再进行重要的决策，情绪不好时，重要的事可以暂时放一放。许多骇人听闻的社会事件都是当事人情绪不稳定造成的，而且，我发现情绪不稳定的人一般运气也会很差。

• 平衡体质。体寒的人容易产生情绪低落、抑郁等负面情绪。体热的人容易脾气暴躁、没耐心、言辞尖刻。这些都会影响人的状态，所以要保证身体的阴阳平衡。

·圈子与运气密切相关。优质的圈子能有效地进行资源互换；而在劣质的圈子里，人们会互相诋毁，都见不得别人好。运气具有流通性，存好心、做好人、说好话、做好事、互惠互利是运气的助推器。

·和优秀的人做朋友，多听取他们的建议。这听上去很简单，但真正能做到的人不多。因为很多人会嫉妒优秀的人，往往喜欢与不如自己的人为伍，还喜欢听不如自己的人所提的建议，因为他们的话听起来可能更顺耳。

·只关注自己能解决的事情。不要过度纠结于原生家庭的不幸，以及别人给自己带来的麻烦和困扰，这样只会让你不断在逆境中沉沦。要学会放弃那些自己无法控制、无法解决的事情，专注于自己能解决的问题。

·学会感恩。人应该有自知之明，对当下的处境和所获持有感恩之心。感恩父母给了你健康的体魄，感恩工作让你能自给自足，感恩朋友家人都陪在你身边。从出生到现在，你已经有了无数收获，这都是值得感恩的。

怀着感恩的心去生活，不骄不躁。如果你的所思所想都是正面且生机勃勃的，事情就会朝着正面发展。这就是吸引力法则。

最后我要重申一次，好运气就是提高作出正确选择的概率。

关于事业的一点心得

这几年，我一直在思考：普通人怎样才能事业常青，并且越来越好？

很多商学院都会教人驰骋商业战场的套路和战术，但我认为最根本的"武器"是"利他"。无论是产品设计、商业模式，还是价值观，其底层逻辑都是真的能帮助别人，能满足别人的需求。别人受益了，自己才能受益。

想在事业上有所建树，还要懂得识别"缘分"，这样才能轻松制胜。有缘分的事情，大致有三个特点：

第一，不需要太多谋划；

第二，进展顺利，阻碍较少；

第三，这样的事往往会皆大欢喜，让很多人受益。

如何不张扬地成事？

老子说："柔弱胜刚强。"但什么是柔弱，什么是刚强？

对这句话的体悟有时候会影响你人生的走向。

一位同学曾和我说："做女人的生意，就是要高调，要造势，这样才会有更多的人关注你、追随你，你的生意才会越来越好。你看，在社交媒体平台上，'白富美'的人设永远是受欢迎的。"

她说的这些话的确有些道理。

老子说："水善利万物而不争。"

水的特点是会自然地向下流动，只要地势低，水就能流下去。

运气与水有相似的特点，这就要求人要活得低调而谦逊。

我身边也有类似的实例。如果一个人高调、张扬，但自身的能力和实力又不足以支撑其张扬的个性，往往会招来身边人的嫉妒，他们嘴上夸你，背后却会损你，流言蜚语会影响领导、贵人等对你的看法和态度。如此一来，你的机会和运气就会急转直下。

低调示人对人是一种极大的考验，行事既不能过于张扬，又要显示出自己的实力，这样才能成事。

关于女性创业的小小体悟

曾有网友建议我开一门女性创业课，分享一下我的创业心得，但我觉得自己并不具备授人以渔的能力，只能简单地写一写自己的创业体会。

• 通过"女性 + 身份 + 兴趣特长"打造个人 IP。

作为女性创业者，如果外貌上有优势是一个加分项，你可以打造个人 IP，融合自己的兴趣特长，拓展自己的身份。比如，美女记者妈妈 + 儿童演讲培训师，或者美女瑜伽教练 + 调香师。这样才能达到 1+1 等于或大于 N 的效果。

• 懂得互动，具备亲和力。

做自媒体博主，如果只是单纯输出，没有互动，不具备亲和力，很难吸引受众，也很难变现。

• 拥有一套独特的价值体系。很多女性自媒体博主都会分享各类干货和知识，但这些内容在网上其实随处可见。如果你没有属于自己的价值体系和价值观，就无法吸引受众，也很难吸引到黏性很高的"铁粉"。

• 创造壁垒。

你必须拥有一两项别人一直试图模仿，但始终无法超越的能力，比如学习能力、运营能力、人格魅力。

• 通过"IP+ 流量 + 产品 + 运营"形成闭环。

同时具备这几项，你在运营一个项目时才能形成良性的闭环。

• 有耐心，不功利，不急于求成。我认为这是所有的创业者都应该具备的品质。

• 先求生存，再求发展。

以上是我关于创业的一点小小体悟，分享给想在自媒体领域创业的朋友，希望你们少走弯路，实现自己的创业目标。

对金钱的理解

一次，我和闺密讨论了关于金钱的话题，以下是我对金钱的一些理解：

学会花钱，要分析花出去的每一笔钱是否值得，思考怎样花钱回报率最高。会花钱是一种能力，不去花钱这种能力是永远训练不出来的，钱也不是省出来的。其实，我的商业思维是年轻时在进行小额投资和创业的过程中训练出来的，自然有赔有赚，赔了钱就当在交学费，慢慢就摸索出了花钱的方法。

昂贵的护肤品和衣服，以及垃圾食品，只会浪费钱。早睡、坚持运动、阅读是花钱最少，却能让你拥有好皮肤、好身材和优雅的气质。

一个人的财富基本盘有两个组成部分：第一，你自己的做事能力；第二，你和其他人建立联系的能力。后者是前者的放大器。因此，年轻时最值得投资的是人脉和学识，你可以花钱去跟你想结交的人学习，还可以花钱参加各种培训，要多多提升自己，积累人脉和资源。

肥水不流外人田，要与亲戚朋友互相帮忙、互相照应。有的人宁可买陌生人的东西，也不愿帮衬朋友，我认为这很不明智。照拂自己社交范围内的熟人，一来二去，你们感情更深了，当你需要帮忙时，对方会更愿意提供帮助。

　　要学会用金钱行善。有句话说得很好：学到的就要教人，赚到的就要给人。自己有钱的时候要多帮助那些生活有困难的人。

　　年轻时，尽可能用金钱节省时间，因为一个人最珍贵的资源就是时间，和有形有量的金钱相比，时间是无形的无价之宝。

　　要做有积累的事业，不要赚无根之财。无根之财，就是那些在商业上没有体系、一次性的赚钱机会。这样的财富不会形成积累，也无法形成一个可以发展的体系。

　　以上就是我对金钱的理解，希望能对年轻的朋友们有所启发。

认知以外的金钱

　　每隔几年，我的社群和朋友圈都会掀起一波股票热潮，它来得快去得快。一赶上"牛市"，好像人人都成了股神，就连卖菜阿姨都开始谈股票了。而遭遇"熊市"时，股票这个话题又会被人搁置到一边。这个循环总是周而复始，年复一年。

有朋友问我："你买不买股票？"

我说："我不买，我的家人也不买。"

朋友又问我："为什么不买啊？"

我的家人本职工作很忙，对股票也没有任何研究。我们都认为，人很难赚到自己认知以外的钱。如果一个人对股票没有任何了解，也没有什么经验，盲目投资和赌博没什么区别。

但这不是最重要的原因。我们不买股票，还因为我发现一个家庭的稳定性，尤其是夫妻感情，与金钱密切相关。很多夫妻反目成仇、相互埋怨都是因为家庭经济出现了问题。

老话说"贫贱夫妻百事哀"，家庭现金流的大起大落对夫妻感情是极大的考验。夫妻中一方投资失败，或者一方突然获得巨额拆迁款、补偿金，常常会引发家庭纷争。股票投资虽然比较容易操作，但往往输多赢少，也会给一家人带来压力。

我最近在看《道德经》，书里提及，世间万物都有规律可循。所谓趋吉避凶，就是提前预测一件事情的风险，以及可能产生的连锁反应，要未雨绸缪，提前避开不好的事情。

我和家人在很多年前就达成了共识——不碰股票，大宗的投资需要家里人一起商量。总之，不能让家庭资产成为家庭关系的隐患，最终落得人财两失。

关于阅读之如何选书

有不少朋友曾问我：如何让自己获得阅读的动力？如何养成阅读的习惯？

看书是我从小就养成的好习惯。我不喜欢出门，也不喜欢应酬，但是想象力丰富，所以会花很多时间向内求索。

关于阅培养读的习惯，我有以下两点建议：

第一，不论是成人还是孩子，我都建议不要长时间地看手机、刷短视频，因为短视频的刺激会让我们渐渐变得没有耐心，进而丧失深度阅读的能力。

第二，打破只能阅读"有用之书"的偏见。阅读不要带功利心，它不能让你升官发财，也不能让你变得漂亮。所以，阅读时选择自己感兴趣的书籍即可。只要养成阅读的习惯，你看书的品味也会逐渐提升。

那么，要如何选择适合你的图书呢？

1. 根据媒体、专家、名人的推荐选择图书。我常常会根据樊登老师的推荐购买图书。

2. 进行延伸阅读。我在看小说《月光变奏曲》时，书中提到了夏目漱石的名句："今晚的月色真美。"于是，我阅读了夏目漱石的书。看了稻盛和夫的《活法》之后，我又看了《王阳明大传》，因为稻盛和夫推崇王阳明的哲学思想……进行延伸阅读，你涉猎的领域就会越来越广。

3. 根据个人兴趣选择图书。我喜欢阅读哲学、养生方面的图书。如果不知道要看什么书，我建议你根据自己的兴趣选择。

4. 根据自己喜爱的作者选择图书。我喜欢余秋雨和亦舒，读完了他们所有的作品。我还喜欢晋江文学城的一个作者，她的每一部小说我也都读过。

当你感受到阅读的乐趣后，就会沉浸在书中。

关于阅读之读书有技巧

我平均每天看书 2 至 3 小时，而且效率很高，能活学活用。看完书后，我会归纳总结，写出自己的心得，并将这些感悟运用到生活中。

其实，这是一种阅读技巧。如果你阅读一段较长的文字时，感到枯燥无味，也无法理解这段话的意思，那这就是无效阅读。你可能还会逼着自己读书，这样纯粹是在浪费时间。因为你在阅读时心不静，不够专注。

有些时候，阅读时你觉得自己理解了书中的内容，但很快就忘掉了。这往往是因为你没有把书中的内容运用到实际生活中，也没有真正理解那些知识。所以，我很喜欢在社交媒体上分享我读过的书，因为输出是最好的学习方式。

此外，你要记住：静能生阴、静能养慧。在当下这个信息过量的社会，你给自己留点时间，培养自己"静"的能力，通过大量阅读来提升自我。

看什么书可以培养"仙气"？

对这个问题，我的答案是："无用之书。"

我记得一个"花粉"问过我："如何培养出脱俗的'仙气'？"

我说可以看老子和庄子的书，她说："啊？可是我看不懂。"

老子、庄子的著作，文风飘逸，简洁优美，却意味深长。

市面上有不少解析老庄思想的图书，可以帮助我们从不同的角度理解老庄思想的精神内核。我推荐杨立华的《庄子哲学研究》和余秋雨的《老子通释》。

中年女性如何提升吸引力

我想许多中年女性都有这样的经历：总有人说你没有十几年前好看了，变丑了，不再年轻，眼睛里没有灵气了……

虽然我不认为自己年轻时有多漂亮，但听到这些话时也会觉

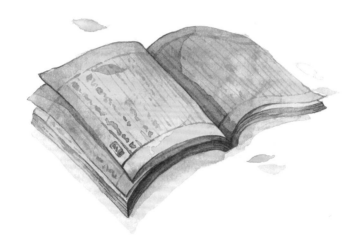

得自己青春不再，一阵唏嘘。其实，岁月对所有人都是公平的，没有人能永葆青春。虽然相貌不可避免地会衰老，但我觉得自己内在依然是丰盈的，气质比年轻时提升了不少，无论是工作、事业、家庭，还是内涵和修为，都处于最佳状态，性情也更加温和了。

那么，当年华老去时，女性应该用什么方法增加自己的吸引力呢？我认为这个年纪的女性首先要保证身体健康，养好精气神，培养优雅平和的气质，提升内涵，让身边的人觉得和你相处舒服自在，你的言谈有趣自然，这样他们才愿意花时间关注你、了解你。

外在的美的确能引人注意，但优雅的气质和丰富的内涵却会给你带来更长久的吸引力。

如何做长期主义美人

有网友问我："通过养生和护肤，需要多长时间才能解决我脸上或者身体上的问题？"

我的回答是："养生和护肤不是治病，无法做到'头痛医头，脚痛医脚'，也不能立竿见影、药到病除。养生和护肤其实是在培养生活习惯，需要长期坚持，然后静待花开，慢慢才能看到效果。而且，要学会延迟满足，你会发现，你更珍惜那些无法轻易获得的成果，所以要学会做长期主义美人。"

那么，长期主义美人在日常生活中要保持哪些习惯呢？

· 坚持清淡、抗糖化饮食，一日三餐不能吃得太饱，每周可以放松地享受一两顿大餐。

- 尽量早睡，不熬夜。
- 晒太阳，锻炼身体。与此同时保持心理健康，少思虑，多行动。
- 不要有容貌焦虑。
- 坚持阅读，提升自己的精神境界。
- 站在更高的层面，以更大的格局看问题，从而更好地控制情绪。
- 不要过度纠结于人际纷争，不要在意自己影响圈之外的事。

静心养面，是自然形成的一种生活状态，变美是一个长期过程，不要急于求成，要做长期主义美人。

如何用心态影响形象

最近我和微信群里的朋友就一张中年女性的照片展开了讨论，探讨为什么她的皮肤很好，年纪也不算太大，但看起来却略显老态，没有精气神。

大家纷纷各抒己见，说照片上的人两眼无神，面部肌肉松弛，苹果肌太突出，毛孔粗大，而且眉形和眼妆不太适合她。据我观察，除了这些因素之外，更重要的一点是，照片上的女性从眼神到姿态都很紧绷、不自然，所以显老。

因此，如果中年女性想提升气质和外在形象，除了日常的维养之外，还要提升自己的精神面貌，不断修炼自己的心态，做到拿得起、放得下，不内耗、不纠结。

我们不一定要在外表上强求"少女感"，但内里要有一颗自在松弛的"少女心"。

此外，看一个人美不美，还要看这个人整体的状态如何，综合身材、体态、气质、皮肤、头发等多方面的状态进行判断。所以，即使你脸上有皱纹、痘痘或者黄褐斑，也不要过分焦虑。过于关注局部美，容易产生容貌焦虑，损伤精气神，更影响你的外在美。

如何获得灵气？

什么是灵气？

灵气，也叫灵秀之气，是一个人与生俱来的天赋与能量在面容和气质上的体现。

一般来说，天干属水的人是最有灵气的。老子在《道德经》里最推崇的品质是"上善若水"，且最推崇的处世哲学是"柔弱胜刚强"。

有灵气的女性，天赋性格通常有如下特点：

有悟性，对于新鲜事物，能快速进行分析与理解；

敏感，反应快；

行事柔软，为人处事时能屈能伸；

有创意，善于打破规则，洒脱不羁，天马行空；

善表达，活泼外向，乐于分享和展示自己。

灵气并不只会出现在容貌姣好、美丽动人的女性身上。无论男女，只要能够自信地展现自己，自如地表达自己，我们都可以称他们"有灵性"。

此外，我们常常会在孩子和年轻人身上看到灵气，大部分人步入中年后灵气就会开始隐匿，他们的心灵逐渐被社会规则所支配，变得暮气沉沉，毫无生机，这也是人衰老的原因。

肉体会衰老，但灵气不会，灵气只会被隐匿。如果你想变得更美好、年轻，就要唤醒自己身体里的灵秀之气。观察身边的人，你可能也会发现，显年轻的人大多具有一颗童心。人们常用童心未泯来形容年岁虽长、肉身虽老，但仍有天真之心的人，正是这个道理。

所以，有灵气的心一定是"童心"，有灵气的颜一定是"童颜"。

那么，要如何培养自身的灵气呢？

要保持对事物的好奇心和感知力，不断打破自己的认知边界。

不要被固有的身份标签所束缚。以我为例，我除了是一个孩子的妈妈，一个妻子，一个职场人，也是一个独立的个体。我是我自己。

要重拾自己年轻时的兴趣爱好，并用心钻研它、培养它，成为这方面的行家。与其逼着孩子去上不喜欢的兴趣班，不如发掘自己的兴趣。

要相信真、善、美、纯。

找一个可以参照的榜样，潜心研究她，学习她，模仿她。

要记住，在你的潜意识里，一定要有变美、变好的强烈欲望。

15 个提升幸福感的方法

1. 每天都到户外晒晒太阳，或者健走 1 个小时。

2. 每周陪父母吃一次饭。

3. 随身携带润唇膏和护手霜，随时都可以给自己一点"小护理"。

4. 每天都有独处和看书的时间。

5. 拥有能让自己感到放松的娱乐和爱好。

6. 修小事。用修行的心态把小事、麻烦事做好，慢慢也会获得幸福感。

7. 多与他人分享自己的生活经验和心得。

8. 定期与朋友吃饭、聊天。

9. 把家里收拾干净。

10. 早睡早起，在清晨时就给自己一个好心情，形成良性循环。

11. 每周买一点鲜花装点生活。

12. 照顾家人、亲戚和朋友，施比受更容易让人感到满足。

13. 认识新朋友，学习新知识。

14. 发现自己的美好之处和优点。

15. 适当养生。

这几年，得益于以上这些方法，我一直觉得自己很幸福。我不舍得浪费分分秒秒，也鼓励你用这些方法享受生活、感受幸福。

用碎片时间静心养面

敷面膜时，可以闭目养神，保持心静的状态，这也是在养面。

每日坚持泡脚，泡脚时也可以闭目养神，戴上耳机，听一段禅音，这也是在静心。

抄《心经》，冥想。

有意识地保持积极的心态。养面也要有意识，要相信自己会朝着好的方向发展。

早睡早起，不要熬夜，少吃垃圾食品、油腻食物和动物内脏，多运动，这样才能养面。

长得不漂亮，但可以活得很漂亮。

早点睡，就能养出气质温润、敦敏的好面相。

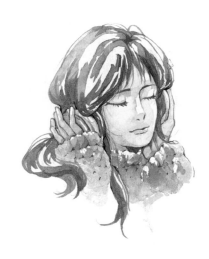

我的静心养面抗衰养生时间表

年龄：46 岁

身高：158cm

体重：44kg

体质：气血不足

肤质：中性偏干

1. 早上约 7 点半起床，做好保暖后照镜子检查舌苔，观察自己的脸部状态，适时调整早餐的饮食搭配，然后梳头发、按摩头皮。

2. 打开听书软件听书，喝一杯温开水，用美容油按摩脸部，揉搓耳朵，敲击脑后枕骨，"鸣天鼓"。

3. 如厕、刷牙，吃富含谷物蛋白的早餐（黑芝麻、黑豆浆、黄芪粉、杏仁粉、杏仁厚乳、山药片等，每天选两种，可以有不同的组合），早餐结束约 20 分钟后服用玉灵膏。

4. 用清水洗掉美容油，然后开始正常的护肤流程。

5. 看书。

6. 9 点至 12 点，处理工作。

7. 12 点左右结束工作，吃午餐（低碳水高蛋白，以及大量蔬菜）。

8. 吃完午餐后午休 45 分钟，也可以看书或听书 1 小时，并在这个时间段艾灸关元穴（每周 3 次）。

9. 下午 2 点至 4 点半，处理工作。

10. 工作结束后外出健走 1 小时（约 4 公里），每周至少 3 次。

11.6 点半左右开始吃晚餐，以鱼肉、鸡蛋、蔬菜为主，吃少量主食。

12. 晚餐后整理房间，做简单的家务，服用玉灵膏，偶尔散步去探望父母。

13.9 点开始洗澡，洗完后给脸部敷补水面膜，叠加芦荟胶，同时泡脚（主要是用补气血的桃红四物汤）20 分钟。

14. 用清水洗脸，然后开始日常护肤，通常用下列组合进行美白祛斑：纯露 + 维 C+ 传明酸 + 养肤素颜霜。

15. 涂身体乳，并贴上足贴、穿上袜子，准备睡觉。如果时间尚早就用手机看看新闻，或者听书。

16. 晚上 10 点半，将手机关机，并把手机放到拿不到的地方，准时上床睡觉。

其他养生小窍门：

每天保证喝 1500 毫升的温开水或者养生茶；

如果当天早上排便异常，就喝一点酵素；

根据舌苔的情况调整当天的早餐、膏方和泡脚方；

每天都要称体重，若超过某个重量便开始轻断食；

每周去养发馆做一次头发护理；

给身体保暖：穿袜子、戴护腰带，不碰冷水，适当晒太阳，不吃寒凉冰冷的食物，少吃水果。

我已经按这个时间表坚持了四五年。我现在的皮肤、身材、精神状态都还不错，我认为与上述的时间表有很大的关系。

后记

我在社交媒体更新护肤养生心得已经很多年了，一开始看的人不多，互动也很少，但我没有泄气，也没有停止自己的分享，只当在记录自己的养生日记和养面心得。这样看来，我就是"静心养面"生活美学的积极践行者和受益者。

　　回顾我这几年的"静心养面"历程，我脑海里蹦出来的词语是——耐心、耐烦、耐凡。

　　·耐心：不要太着急要结果。

　　养生是一辈子的事，而静心养面是一种生活美学，一种思维方式，不能着急，要耐心地慢慢来。

　　·耐烦：修小事，去烦躁心，修沉稳态。

　　当内有心火时，嘴可能就停不下来，不自觉地吃零食或是说闲话，气质浮夸。

　　解决的方法就是做小事，修一些你平常不愿或者不屑去做的事，比如坚持散步、整理房间，静下心来好好地吃一顿早餐。

　　让心火和浮躁降下来，气质渐渐就变好了。

　　·耐凡：欲望与自己的能力匹配，做岁月静好的平凡人。

　　其实，人很多烦恼都是因为不甘平凡。解决方法有二：降低欲望或者提升能力。

做好以上这三点，整个人的状态就会变得越来越好。

这几年，我筹建了备受好评的"静心养面研心社"，建立了不同的兴趣小组，每个季度会在不同的兴趣小组设置适合这个季度的课程，这些小组包括：

✿ 1月减10斤兴趣小组

以"瘦人思维"为切入点，通过食用方便购买的健康食材来减脂，不仅帮助群里的朋友成功减重瘦身，还让她们体验了轻盈而低欲望的健康生活。

✿ 白月光美白淡斑兴趣小组

中年女性往往身兼数职，不少人都受到黄褐斑和色素斑的困扰，而斑的成因复杂，与体质、情绪、激素水平、紫外线、护肤品都有很大的关系。

这几年我一直在研究祛除黄褐斑的有效方法，并在实践中收获了许多正面反馈，于是我在美白淡斑兴趣小组里把这些经验系统地分享给"花粉"们。

✿ 修睡眠 / 养面容兴趣小组

对当下的很多年轻人来说，能够持续睡好觉已经成为一件很奢侈的事情。我发现，但凡长期有睡眠困扰的人，面部轮廓或多或少都出现了凹陷。于是，我从中医理论出发，坚持修身养性，从建立正向循环的健康生活方式入手，积极帮助大家改善睡眠，修复饱满的轮廓。

✿ 修《黄帝内经》兴趣小组

我是《黄帝内经》的资深读者。它对我的养生观、生活哲学观等都起到非常重要的作用，这两年陆续写了十几万字的读书笔记，结合自身的实践经验，我用课程的方式，在群里给大家分享。

✿ 祛痘 / 修护毛孔兴趣小组与敏感皮 / 抗炎修复兴趣小组

这两个兴趣小组专注于科学地解决皮肤问题，此外还有特殊皮肤问题兴趣小组等陆续开放中，希望能帮助更多朋友找到科学解决皮肤问题的方法。

最后，这本书得以出版，首先要感谢我的编辑小暖和重庆出版社的各位领导和编辑，以及拥有共同兴趣爱好和相同价值观并一直支持我的花粉们。

云朵妈妈

2023 年 5 月